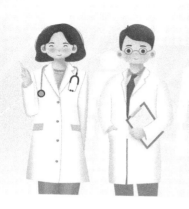

U0242474

医学生临床技能
实｜训｜手｜册

主编：童嘉毅　谢　波

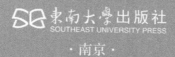

东南大学出版社
SOUTHEAST UNIVERSITY PRESS

·南京·

图书在版编目（CIP）数据

医学生临床技能实训手册/童嘉毅，谢波主编.
南京：东南大学出版社，2025.1.-- ISBN 978-7
-5766-1698-9

Ⅰ.R4-62

中国国家版本馆CIP数据核字第2024U0A262号

责任编辑：张慧（1036251791@qq.com）
责任校对：张万莹　封面设计：余武莉　责任印制：周荣虎

医学生临床技能实训手册
Yixuesheng Linchuang Jineng Shixun Shouce

主　　编：	童嘉毅　谢　波	
出版发行：	东南大学出版社	
出 版 人：	白云飞	
社　　址：	南京四牌楼2号　邮编：210096	
网　　址：	http://www.seupress.com	
电子邮件：	press@seupress.com	
经　　销：	全国各地新华书店	
印　　刷：	广东虎彩云印刷有限公司	
开　　本：	889 mm × 1194 mm　1/32	
印　　张：	3.375	
字　　数：	181 千字	
版　　次：	2025 年 1 月第 1 版	
印　　次：	2025 年 1 月第 1 次印刷	
书　　号：	978-7-5766-1698-9	
定　　价：	39.00元	

编委会名单

主　编：童嘉毅　谢　波

副主编：魏　芹　史秋寅　李　丽

编　委：袁　扬　朱　建　李晓莉　耿磊钰　程　坚

顾　岩　王　智　杨　林　朱孔博　胡　悦

于复超　潘啸东　刘珠媛　邱　铭　赵　宁

孙祥华　邵良发　宋松松　史红梅　戈甜甜

陈媛媛　王晓燕　余卫卫　刘　畅　徐兆芬

陶静雯　陈　婷　王　婧　祖翔宇　刘　叶

翟　璐

前　言
Foreword

　　随着我国医学教育改革的不断深入，对医学生实践能力的要求不断提升，规范化的临床技能培养和训练对学生胜任力的培养尤为重要。如何高效帮助医学生和住院医生熟练、准确地掌握常见临床技能，成为临床教学的重要目标。然而，现有的临床技能培训教材便携性一般，多为纸质教材，缺少可视化指导等，与医学生临床工作的即时学习需求匹配度不够。

　　《医学生临床技能实训手册》正是在这样的背景下应运而生。本书由东南大学医学院诊断学系主任医师童嘉毅和临床教学管理专家谢波联合主编，参编者皆为东南大学附属中大医院具备丰富教材编写经验的临床专家及多科室一线教学骨干，汇集了他们多年的临床实践智慧与教学经验。

　　作为一部新形态教材，本书系统地阐述了常见临床操作步骤，将复杂的临床操作简化、直观化，帮助医学生快速掌握基本技能。教材在编写过程中注重实践与理论的无缝衔接，缩短理论与实践的学习曲线，确保医学生不仅能够熟练掌握基本技能操作步骤，还能通过案例分析提升临床思辨力。

本书以便携、简洁、直观为核心，采用口袋书设计，便于医学生和初入临床的医生护士随身携带和查阅。同时，每一项操作均配有二维码，链接详细的操作视频，帮助读者更直观地掌握临床技能。内容上，本书覆盖了内、外科的常见基础操作和进阶的临床实践案例，通过真实病例分析，提高学生临床思维能力。

　　《医学生临床技能实训手册》主要适用于医学生、规培医生、基层医师和护理人员，有助于快速提升临床操作技能，为未来的职业发展打下坚实的基础。我们相信，本书能够在学生们的临床学习过程中发挥重要作用，助力他们更快地适应临床工作。

编委会

目　录
Contents

第一部分

医学生临床技能实训手册

基础篇

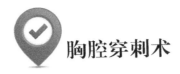# 胸腔穿刺术

案例： 患者张某，男性，62岁，因"气喘1个月"门诊收住入院。入院后进行胸部摄片检查，提示"左侧胸腔中等量胸腔积液"，为明确胸腔积液性质，缓解患者胸闷症状，拟对患者进行胸腔穿刺术。

一、操作前准备

1. 医师及患者准备

① 查阅患者的相关资料（凝血功能、血常规、胸片），明确适应证，排除禁忌证。

② 核对患者信息（床头牌、腕带），测量患者生命体征。

③ 向患者说明胸腔穿刺的目的、注意事项和可能发生的并发症，解除患者的顾虑，取得配合，签署知情同意书。

2. 操作物品准备：血压计、听诊器、胸穿包、消毒用品（碘伏）、2% 利多卡因、无菌手套2副，所有物品检查包装完好无破损，在有效期内。

二、操作步骤

1. 穿刺前准备：床边再次核对患者的信息，拉床帘，调节室

内温度。行胸部叩诊及听诊，双人核对患者胸片，确定胸水位于左侧。

2. 选择穿刺点：根据胸片结果，选取左侧肩胛下角线7—8肋间、叩诊浊音最明显处或B超定位下穿刺。

3. 消毒穿刺点：打开穿刺包，操作者戴无菌手套，助手倒入碘伏，用镊子夹棉球蘸取碘伏液，以穿刺点为中心，自内向外环形消毒三遍，中间不留白，直径不小于15 cm。

4. 局部麻醉

① 操作者铺无菌洞巾。

② 准备2%利多卡因1支，双人核对药名称、浓度及有效期。

③ 用5 ml注射器抽取2%利多卡因3~5 ml，并排空气体。

④ 在穿刺点局部皮下注射形成皮丘，然后垂直进针，逐层浸润麻醉。

⑤ 如回抽出胸腔积液，则提示已进入胸膜腔，拔出注射器针头，记录进针深度，稍用力压迫穿刺点止血。

⑥ 助手洗手，戴无菌手套。

5. 穿刺

① 检查穿刺针的通畅性和气密性，夹闭橡皮管卡扣。

② 嘱患者平静呼吸，避免讲话及咳嗽，有不适举手示意。

③ 左手拇指与示指固定穿刺部位皮肤，右手持胸腔穿刺针垂直进针，达到预定穿刺深度并感到针尖抵抗突然消失时，表示针尖已穿过胸膜层，即可抽取和引流胸腔积液。

6. 抽液

① 助手连接注射器，打开橡皮管卡扣，抽出胸腔积液。

② 在穿刺和抽液过程中，观察患者的呼吸和面色。

③ 拔出穿刺针，按压止血，再次进行消毒，覆盖纱布后用胶布固定。

三、操作后处理

1. 协助患者穿好衣服，交代术后注意事项（穿刺点24小时不沾水，有不适及时通知医生），再次测量患者生命体征（呼吸、脉搏、血压）。

2. 终末物品处理：医疗垃圾分类处理，标本送检。

3. 书写操作记录。

操作视频

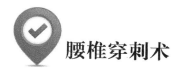

腰椎穿刺术

案例：患者王某，男性，22岁，因"双下肢麻木伴乏力4天"入院。患者4天前突感双足麻木，逐渐上升至脐部以下皮肤感觉麻木，有胸腰部束带感，伴有双下肢行走费力。神经系统查体：神志清醒，精神萎靡，查体合作，回答切题，颅神经（－），双上肢肌力5级，肌张力正常，腱反射（++），双下肢肌力4$^+$级，双膝腱及跟腱反射（+++），双侧病理征阳性。脐平面以下痛温觉减退，振动觉减退。脑膜刺激征（－）。为完善诊治需进行腰椎穿刺术。

一、操作前准备

1. 核对患者姓名、床号、性别、年龄，嘱患者排尿。

2. 测量患者血压、脉搏等基本生命体征，临床提示可能高颅压患者。尽量完善眼底检查，观察视盘水肿情况，酌情在腰穿前使用脱水剂，降低操作风险。

3. 向患者交代腰穿目的、风险及其注意事项，签署知情同意书。

4. 物品准备：腰穿包、无菌手套、测压管、消毒物品、弯盘、麻醉药、注射器、胶布、棉签。

二、操作步骤

1. 体位：体位正确是穿刺成功的重要环节。一般均采用左侧卧位，侧卧硬板床上，背部与床沿垂直，屈颈抱膝（头部前屈，双膝屈曲紧贴腹部）使背部呈虾弓状且与检查床面垂直。助手可在术者对面一手抱住患者头部，另一手挽住患者双侧腘窝处协助患者取得最佳体位，使脊柱尽量后凸便于进针。

2. 穿刺点选择：通常选第3—4腰椎间隙为进针点。术者沿双侧髂棘最高点连线，与脊柱中线相交处为第4腰椎棘突，标记穿刺点。如该处骨性标记不清晰或估计穿刺有困难时也可选择第4—5腰椎或第5腰椎至第1骶椎间隙处，但最高不得超过第2—3腰椎间隙。选定后进行穿刺点标记。

3. 消毒和铺巾：洗手、戴口罩、帽子，以穿刺点为中心，由内向外叠瓦状消毒皮肤，直径15 cm，消毒至少2遍，注意勿留空隙，棉签不要返回已消毒区域擦拭，检查穿刺包消毒日期，正确打开穿刺包，戴无菌手套，检查消毒指示卡，核对包内器械，检查穿刺针通畅性、密闭性，有无倒钩倒刺，铺洞巾。

4. 麻醉：助手及术者双人核对麻醉药（2%利多卡因）名称、浓度及有效期，用5 ml注射器抽取2%利多卡因3~5 ml，排空气体，在穿刺点局部皮下注射形成皮丘，然后垂直进针，依次进行皮肤、皮下组织及脊柱脊间韧带的逐层浸润麻醉，注意回抽时有无血液，边退针边注入麻醉剂。

5. 穿刺方法：术者左手固定穿刺部位皮肤，右手持腰椎穿刺针沿腰部正中线从所选脊椎间隙沿棘突方向缓慢刺入，进入皮肤后将针体与腰部垂直、针尖稍偏向头侧缓慢推进，如进针过程中针尖遇到骨质时，应将针退至皮下重新调整角度后再进行穿刺。阻力消失有落空感时，缓慢抽出针芯，见脑脊液流出。一般情况下，成人进针 4 ~ 6 cm，儿童进针 3 ~ 4 cm 时，即可穿破硬脊膜（此时可有轻微的落空感）而达蛛网膜下腔。

6. 测压：观察滴速，测压前摆好体位，伸展头颈，下肢缓慢伸直测压，连接测压管，报告压力值。术中注意观察患者反应，询问是否有头晕、面色苍白、出汗、心悸等症状或生命体征变化。如有反应，则立即停止抽液并对症处理。

7. 标本收集：无菌试管匀速留取脑脊液，检测顺序为病原学、生化、常规、细胞学，标本管正确标记，放入试管架。如脑脊液压力过高，要谨慎慢速留取标本，严密观察术中患者反应。

三、操作后处理

1. 术后处理：术毕将针芯插入，快速拔出穿刺针并局部按压，消毒穿刺点，覆盖纱布，胶布固定，交代术后注意事项，嘱去枕平卧 4 ~ 6 小时，术后测血压、脉搏并观察患者反应。

2. 终末物品处理：医疗垃圾分类处理，标本送检。

3. 书写操作记录。

操作视频

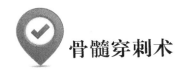 **骨髓穿刺术**

案例: 患者李某,女,59 岁。因"腰骶部疼痛伴尿泡沫增多 2 个月"入院。体格检查:贫血貌。血常规:白细胞计数:8.2×10^9/L,红细胞计数:2.06×10^{12}/L;血红蛋白:63 g/L;血小板计数:112×10^9/L;免疫固定电泳:发现 IgG-K 免疫球蛋白;凝血功能:PT 10.9 秒。

一、操作前准备

1. 核对患者的姓名、性别、年龄、床号、住院号等,测量生命体征。

2. 查看患者血常规及凝血功能结果,询问是否患有血友病及利多卡因过敏史。

3. 与患者及家属沟通,解释骨髓穿刺的目的及风险,消除顾虑,取得患者的配合。签署知情同意书。

4. 操作者七步洗手法洗手,正确戴好口罩、帽子。

5. 准备所需物品:骨髓穿刺包、无菌手套、治疗盘、弯盘、2% 利多卡因、0.5% 碘伏、棉签、胶带、消毒洗手液、一次性注射器 2 支(10 ml、5 ml 各 1 支)、载玻片,若需要留骨髓液标本,需准备肝素和生理盐水(10 ml)各一支。检查骨髓穿刺包消毒日期。

二、操作过程

1. 体位：患者平卧于硬板床上，充分暴露穿刺部位。

2. 选择适宜穿刺点：穿刺部位可选择髂前上棘、髂后上棘、胸骨、腰椎棘突。技能考试常选用右侧髂前上棘为穿刺点。

3. 常规消毒：以穿刺点为中心用碘伏消毒 3 遍，直径大于 15 cm，不留白，不回消。每次消毒范围小于上一次，最后一次消毒范围大于洞巾范围。

4. 打开穿刺包外层，不能接触穿刺包内层。

5. 戴无菌手套：打开手套包，取出手套，左手捏住手套反折处，右手对准手套 5 指插入戴好。已戴手套的右手，除拇指外 4 指插入另一手套反折处，左手顺势戴好手套。

6. 打开穿刺包并铺巾：检查包内物品是否齐全，检查消毒指示卡，检查穿刺针有无倒刺及其通畅性和密闭性，铺无菌洞巾。

7. 局麻：用注射器抽取 2% 利多卡因 5 ml，左手握一块纱布，左手两指绷紧皮肤，右手持针在穿刺点 45° 进针注射形成皮丘。而后垂直进针，自皮肤至骨膜逐层进行局部浸润麻醉，在骨膜上进行多点扇形麻醉。退针时用左手纱布按压穿刺点片刻。

8. 穿刺与涂片：调节骨穿针芯长度，约 2 cm。左手固定穿刺部皮肤，右手持穿刺针沿原穿刺点先斜刺入皮肤，而后垂直方向缓慢进针，达骨膜后旋转刺入，达骨髓腔时有落空感。10 ml 注射器预先排出空气，取出针芯接上 10 ml 注射器，抽取骨髓 0.1 ~ 0.2 ml，将骨髓液推至注射器玻片上，助手进行涂片，左手拇指和食指持载玻片，右手拇指与食指夹持推片，右手持推片蘸少许骨髓液，推片以30°角置于载玻片一端，以适当力度匀速推片，连续推片7张以上，推片过程中途不停顿。合格而规范的骨髓片要求达到：有头、体、尾三部分。取材结束后插入针芯，而后拔针。期间关注患者反应。

视诊断需要，另抽取20 ml骨髓液送免疫分型、染色体、FISH、基因检测等检查。

9. 拔针：拔出穿刺针，纱布按压局部片刻。消毒穿刺部位，纱布加压覆盖，胶布固定。复测患者生命体征。

10. 外周血涂片：留取2张外周血涂片与骨髓片对比。

三、操作后处理

1. 协助患者穿好衣服，交代术后注意事项（穿刺点72小时不沾水，有不适及时通知医生），再次测量生命体征（呼吸、脉搏、血压）。

2. 终末物品处理：医疗垃圾分类处理，样本送检。

3. 书写操作记录。

操作视频

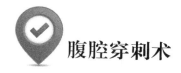

腹腔穿刺术

案例：患者李某，女性，50 岁，因"腹胀 1 个月"门诊收住入院，入院后进行腹部 CT 提示"腹腔大量积液"，为明确腹水性质，缓解患者腹胀症状，拟对患者进行腹腔穿刺术。

一、操作前准备

1. 医师及患者准备

① 查阅患者的相关资料（血常规、凝血功能、腹部 CT），明确适应证，排除禁忌证。

② 核对患者信息（身份双核对：姓名和住院号），测量患者生命体征。

③ 向患者说明腹腔穿刺的目的、注意事项和可能发生的并发症，消除患者的顾虑，取得配合，签署知情同意书。询问相关过敏史，并嘱患者排空膀胱。

2. 操作物品准备：血压计、听诊器、皮尺、腹穿包、消毒用品（碘伏棉签）、2% 利多卡因、5 ml 和 50 ml 注射器各 1 个、无菌手套 2 副、收集腹水的玻璃瓶 1 个、腹带 1 个。所有物品检查包装完好无破损，在有效期内。

二、操作步骤

1. 穿刺前准备：床边再次核对患者信息，拉床帘，调节室内温度。七步洗手法清洗双手，测量腹围，行腹部移动性浊音叩诊，双人核对患者腹部 CT，再次确认有腹水。

2. 选择穿刺点：根据腹部 CT 结果，选取反麦氏点为穿刺点。

3. 消毒穿刺点：以穿刺点为中心，自内向外环形消毒三遍，中间不留白，直径不小于 15 cm。

4. 局部麻醉

① 操作者戴无菌手套，助手检查穿刺包有效期并打开穿刺包。操作者铺盖无菌洞巾。

② 准备 2% 利多卡因 1 支，双人核对名称、浓度及有效期。

③ 用 5 ml 注射器抽取 2% 利多卡因 3~5 ml，并排空气体。

④ 在穿刺点局部皮下注射形成皮丘，然后垂直进针，逐层浸润麻醉。

⑤ 如回抽出腹水，则提示已进入腹腔，拔出注射器针头，记录进针深度，稍用力压迫穿刺点止血。

⑥ 助手洗手戴无菌手套。

5. 穿刺

① 检查穿刺针的通畅性和气密性，用止血钳钳住穿刺针橡皮管末端 1/3 处。

② 嘱患者平静呼吸，有不适举手示意。

③ 左手固定穿刺部位皮肤，右手持腹腔穿刺针经麻醉路径垂直于腹壁进针，达到预定穿刺深度并感到针尖抵抗突然消失时，

表示针尖已穿过壁层腹膜，即可抽取和引流腹水。

6. 抽液

① 助手连接注射器，松开止血钳，抽出腹水，送腹水常规、生化和脱落细胞检查。

② 在穿刺和抽液过程中，观察患者面色，询问患者有无不适症状。

③ 拔出穿刺针，按压止血，再次进行消毒，覆盖纱布后用胶布固定。

三、操作后处理

1. 协助患者穿好衣服，交代术后注意事项（穿刺点 24 小时不沾水，有不适及时通知医生），再次测量生命体征（呼吸、脉搏、血压）及腹围；腹压高者需用腹带加压包扎。

2. 终末物品处理：医疗垃圾分类处理，样本送检。

3. 书写操作记录。

操作视频

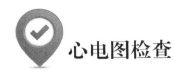 心电图检查

案例: 患者王某,男,35 岁,因"反复心悸 10 年,再发 1 小时"就诊。10 年来反复心悸发作,突发突止,每次发作持续 10 余分钟至数小时,1 小时前再发心悸。查体:血压 105/70 mmHg,心率 180 次 /min,律齐。拟行心电图检查。

一、操作前准备

1. 医师及患者准备

① 做自我介绍,核对患者信息(姓名、性别、床号等),告知检查目的及方法,并取得患者配合。

② 明确适应证,排除禁忌证,比如胸前皮肤有大面积破损等。心电图检查原则上无绝对禁忌证。

③ 注意保持适当的室温,防止患者受凉,注意保护患者隐私,检查前洗手。

2. 操作物品准备:心电图机、心电图记录纸、导联线、探查电极、电源线、棉球、导电膏、酒精、记录笔、报告单、分规。

二、操作过程

1. 连接心电图机的导联线、探查电极、电源线、地线,接通

电源，开机。设定电压 1 mV = 10 mm，纸速为 25 mm/s。检查心电图记录纸是否充足或安装心电图记录纸。

2. 患者仰卧位（必要时也可半卧位），暴露前胸及手腕、脚踝，放松肢体，保持平静呼吸。

3. 处理皮肤：酒精去脂，必要时剃毛发。在拟放置电极的皮肤部位或探查电极接触皮肤面涂上导电膏。

4. 安放探查电极

① 肢体导联电极：选择双上肢腕关节内侧和双下肢踝关节内侧的上方。RA：右上肢；LA：左上肢；RL：右下肢；LL：左下肢。

② 胸前导联电极：先确定肋间，胸骨角两侧与第 2 肋软骨相连，第 2 肋骨下面的间隙为第 2 肋间，依次向下数确定第 4 肋间、第 5 肋间。V_1：胸骨右缘第 4 肋间；V_2：胸骨左缘第 4 肋间；V_4：左锁骨中线第 5 肋间；V_3：V_2 与 V_4 连线中点；V_5：左腋前线 V_4 同一水平；V_6：左腋中线 V_4 同一水平。女性乳房下垂者应托起乳房，将电极安置在乳房下的胸壁上。

③ 18 导联心电图：加做 V_7、V_8、V_9、V_{3R}、V_{4R}、V_{5R} 导联。V_7：左腋后线 V_4 同一水平；V_8：左肩胛线 V_4 同一水平；V_9：左脊柱旁线 V_4 同一水平；V_{3R}：右胸对应 V_3 位置；V_{4R}：右胸对应 V_4 位置；V_{5R}：右胸对应 V_5 位置。

④ 右位心：常规记录后，加做肢体导联反接和胸前导联心电图（左、右上肢反接，V_1、V_2 反接，并加做 V_{3R}、V_{4R}、V_{5R}、V_{6R}）。

5. 观察基线稳定后，按心电图机的开始 / 记录按钮，记录心电图。每个导联记录长度不少于 3 ～ 4 个完整的心动周期，必要时可延长记录时间。

6. 取下探查电极，清洁皮肤，协助患者穿好衣物。告知检查结果或取报告的时间、地点。

三、操作后处理

1. 在记录的心电图上标明患者姓名、性别、年龄、检查日期和时间。要标明加做导联或手动记录导联名称，患者不能仰卧位的需要注明体位。

2. 心电图机关机，拔掉电源及地线，整理好导联线、探查电极、电源线等。检查后洗手。

操作视频

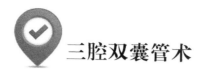

三腔双囊管术

案例：患者李某，男性，55岁，既往有"乙肝后肝硬化失代偿期"病史10年，此次因"呕血4小时"由急诊收住入院，入院前进行腹部CT提示"肝硬化，腹水"，考虑患者"食管胃底静脉曲张破裂出血"，为迅速控制出血，为后续治疗提供机会，拟对患者行三腔双囊管压迫止血术。

一、术前准备

1. 医师及患者准备

① 查阅患者的相关资料（血常规、凝血功能、腹部CT），明确适应证，排除禁忌证。

② 核对患者信息（身份双核对：姓名和住院号），测量患者生命体征。

③ 与患者和家属谈话，详细告知应用三腔双囊管止血的意义和作用，详细告知操作过程中的风险及意外，消除患者的顾虑，取得配合，签署知情同意书。

④ 检查有无鼻息肉、鼻甲肥厚和鼻中隔偏曲，选择鼻腔较大侧插管，清除鼻腔内的结痂及分泌物。

2. 操作物品准备

三腔双囊管、50 ml注射器、止血钳3把、治疗盘、无菌纱布、液状石蜡、500 g 重沙袋（或盐水瓶）、血压计、绷带、宽胶布、胃肠减压器、听诊器。

二、操作步骤

1. 戴口罩、帽子，七步洗手法洗手。

2. 检查三腔双囊管气囊充气后膨胀是否均匀，放入盛有生理盐水的换药碗中检查是否漏气，通向食管囊、胃囊和胃腔的管道是否通畅。找到管壁上 45 cm、60 cm、65 cm 三处的标记及三腔通道的外口。

3. 清除鼻腔内的结痂及分泌物。

4. 抽尽囊内气体，充分润滑食管囊及以下的气囊、管道。将三腔管从患者鼻腔送入，到达咽喉部时（14～16 cm）嘱患者做吞咽动作，使三腔管顺利送入至 60～65 cm 标记处，如能由胃管腔抽出胃内容物，表示管端已至幽门，或者注入 20～30 ml 气体，听诊器听上腹部有无气过水声，确保管腔进入胃腔。

5. 用注射器先向胃气囊注入空气 250～300 ml，使胃囊充气，用血管钳将此管腔钳住防止漏气，将三腔管向外牵拉，感觉有中度弹性阻力时，表示胃气囊已压于胃底部。再以 500 g 重沙袋通过滑轮持续牵引三腔管，重物距离床面 20～30 cm，牵拉角度 45°。

6. 如果仍未能压迫止血者，再向食管囊内注入空气 100～200 ml，然后钳住管腔，注意观察患者反应，判断是否能耐受。

7. 定期观察胃肠减压器里抽吸的胃内容物，以判断是否有继续出血，并可自胃管进行鼻饲和有关治疗。

8. 床边放置剪刀，如发现三腔双囊管滑脱，堵塞咽部时及时剪断。故每 2 ~ 3 小时检查气囊内压力一次，如压力不足应及时注气增压。每 8 ~ 12 小时放松牵引，放气前先口服液状石蜡 15 ~ 20 ml，再放食管囊、胃气囊气体。30 分钟后再使气囊充气加压。

9. 出血停止 24 小时后，取下牵引重物并将食管气囊和胃气囊放气，继续留置于胃内观察 24 小时，如未再出血，可嘱患者口服液状石蜡 15 ~ 20 ml，然后抽尽双囊气体，缓缓将三腔管拔出。

三、操作后处理

1. 取纱布清洁患者鼻腔及面部周围的血迹，三腔双囊管管壁贴上标示，标明时间及管道名称。

2. 整理床单元，协助患者取舒适体位。告知患者及家属三腔双囊管压迫后的注意事项。

3. 再次测量生命体征（呼吸、脉搏、血压）并记录。

4. 终末物品处理：医疗垃圾分类处理。

5. 书写操作记录。

操作视频

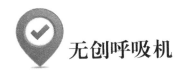

无创呼吸机

案例：患者史某，男性，69岁，因"咳嗽伴气喘10年，加重一周"急诊收住入院，入院后查体：嗜睡，精神萎，桶状胸，双肺叩诊呈过清音，双肺听诊呼吸音粗，两肺可闻及少许哮鸣音。心律齐；各瓣膜听诊区未及明显病理性杂音。腹平软，无压痛、反跳痛。双下肢未及凹陷性水肿。入院后查血气分析示 pH 7.309，PCO_2 78.9 mmHg，PO_2 59.9 mmHg，SO_2 84.7%，氧合指数 213 mmHg，胸部 CT 示两肺少许渗出，两肺气肿。现为改善患者嗜睡症状，降低 PCO_2 水平，拟行无创呼吸机辅助通气。

一、操作前准备

1. 核对患者床号、姓名、性别、年龄。

2. 综合评估病情，包括患者的血气分析、胸部 CT、一般状况及颌面部状况等。

3. 了解是否具有使用无创呼吸机的适应证及禁忌证。

4. 向患者说明使用无创呼吸机的目的和重要性，安抚患者紧张情绪，告知无创呼吸机治疗过程中可能出现的问题及应对措施，鼓励患者主动排痰并指导吐痰的方法，积极清除口腔、鼻腔内残渣及分泌物，嘱咐患者及家属如出现不适及时通知医务人员。

5. 监测生命体征。

6. 根据患者耐受度选择合适的面罩、口鼻面罩或全面罩，如无明显禁忌证，优先选择口鼻面罩。

7. 根据面罩有无呼气孔，选择是否需要外接呼气阀。

8. 选择合适的体位：常用半卧位，床头抬高 30° ~ 45°。

二、操作步骤

1. 安装、连接：安装湿化罐、呼吸机管道，连接氧源及电源，打开呼吸机。

2. 设置参数

① 选择呼吸机模式：（根据案例病情选择）S/T 模式。

② 设置无创呼吸机起始参数：IPAP 12 ~ 20 cmH$_2$O、EPAP 4 ~ 6 cmH$_2$O、压力上升时间 50 ~ 100 ms、吸气时间 0.8 ~ 1.2 s、备用呼吸频率 12 ~ 18 次 / 分，选择待机状态。

③ 设定氧浓度：通过氧饱和度监测来调节吸氧浓度。

④ 戴面罩并固定：给患者戴好面罩并固定，同时调节头带松紧度，指导患者有效的呼吸技巧，用鼻吸气、嘴呼气。

⑤ 呼吸管道和面罩连接并立即启动呼吸机送气。

三、操作后处理

1. 监测患者指标：呼吸频率，心率，血氧饱和度，呼吸机参数：IPAP、EPAP、BPM、Vt、MV、Leak。

2. 根据监测指标及血气结果调整呼吸机参数（所有患者在无创呼吸机治疗 1 ～ 2 小时后即应对病情及血气分析结果进行评估）。

3. 根据病情及监测指标，决定治疗时间及疗程。

4. 监控、防治并发症和不良反应。

操作视频

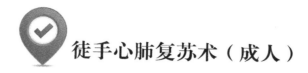

徒手心肺复苏术（成人）

案例： 患者王某，男性，58 岁，行走时倒地，呼之不应。

一、操作前准备

1. 判断现场环境是否安全，避免出现二次伤害，并保证救助过程中的自身安全。

2. 判断患者意识状况，将患者放置在硬质平面上，拍打患者双肩呼唤，"喂，你怎么了？你醒醒"（此步骤 10 秒内完成）。

3. 判断患者有无大动脉搏动并评估呼吸状况：一手示指及中指触及患者甲状软骨，向近侧旁移 1~2 cm，5~10 秒内判断颈动脉搏动情况，心中默数 1 001，1 002……1 005，1 006，同时双眼直视患者胸廓有无起伏。

二、操作步骤

1. 确定患者意识丧失、心脏呼吸骤停，暴露胸部皮肤，松裤带，立即进行胸外按压。

按压部位： 两乳头连线中点，胸骨下段。

按压手法： 一手张开，另一手五指交叉握住前手，掌根紧贴按压部位，不留缝隙。

按压姿势：操作者双臂伸直，腕、肘、肩关节呈一直线，垂直向下用力，利用上半身及肩臂部肌肉力量，节律均匀；按压时可心中默数：01，02……10，11……21，22……29，30，不间断，保证每次按压后胸廓回弹，回弹放松时保证掌根仍紧贴在按压部位上，按压回弹时间比例1：1。

按压深度：5~6 cm。

按压速度：100~120 次/分。

按压时，必须观察病人反应和面色的改变。

2. 检查气道：观察口鼻腔有无分泌物、义齿，有分泌物需清除干净，取下义齿。利用仰头抬颏法开放气道：一手掌根放在患者前额上，另一手的示指及中指置于下颌骨下方，将颏部向前上抬起，用力使头向后仰；使下颌角、耳垂连线垂直于平面，同时拇指下压下颌，打开口腔（注意开放气道采用仰头抬颏法前检查有无颈椎损伤，如合并颈椎损伤，采用下颌法）。

3. 人工呼吸：气道保持开放的同时，用按压前额的手的拇指及示指捏闭患者鼻孔，施救者自然呼吸后用口包住患者口唇，缓慢吹气，同时眼睛观察患者胸廓起伏变化，每次吹气时间不少于1秒，吹气后立即放开患者鼻子，待患者呼气。连续吹气2次，保证吹气与胸外按压比例为2：30，2次吹气时间总时间在5秒内。

4. 如需要电除颤，一旦除颤仪准备就绪就应立即进行电除颤，除颤后继续维持胸外按压和人工呼吸，完成5个周期后进行循环、呼吸评估，视评估情况决定是否再次电除颤。原则上院内应在3分钟内完成第一次电除颤，院外5分钟内完成。

5. 再评估循环、呼吸：进行5个周期胸外按压和人工呼吸后，进行循环、呼吸评估（观察 10 秒），触摸颈动脉搏动是否恢复，观察胸廓起伏情况。

6. 在以上基础生命支持下，还需根据实际情况运用高级生命支持技术进一步增加抢救成功率，帮助患者恢复自主循环。

三、操作后处理

1. 当患者恢复自主循环，病情平稳后，可完善检查，进一步查找心脏呼吸骤停的病因。

2. 评估心肺复苏并发症（如肋骨骨折、胸骨骨折、肺损伤）的严重程度，判断是否需进一步专科处理。

操作视频

 **电复律**

操作视频

案例：患者李某，男，70岁，因"突发心悸伴头晕5小时"入院，既往高血压病史，平日服用缬沙坦降压，血压波动于130/80 mmHg左右。入院测血压75/45 mmHg，脉搏摸不清，急查血常规、凝血功能、肝肾功能、电解质未见异常。急诊床边心电图如下：

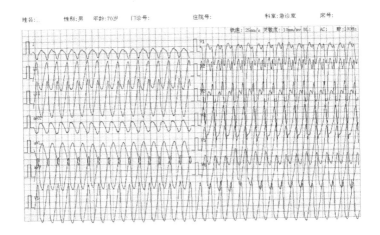

一、操作前准备

1. 患者准备：评估意识、呼吸、脉搏，判断心律失常类型。若为选择性电复律，术前停用洋地黄，应用抗心律失常药物、房颤血栓者积极抗凝3周，术前禁食，复律前麻醉镇静。

2. 环境、用品：环境整洁安全，患者平卧在硬板床上，暴露局部皮肤，除颤器处于充电备用状态。

3. 签署同意书。

二、操作步骤

1. 正确开启除颤器，选择同步电复律。

2. 输出功率设定

① 室速首次 100 ～ 200 J，如伴有血流动力学改变时，首次即为 200 J。

② 心房颤动首次 150 ～ 200 J。

③ 心房扑动首次 100 J 左右。

3. 电极上涂导电膏或绑好盐水纱布。将两个涂有导电膏或盐水纱布的电极板放置患者胸骨右缘第 2 肋间和心尖部。

4. 按下充电开关。

5. 复律时禁止所有人员接触病床。

6. 令电极紧贴患者皮肤，复律位置正确。

7. 听诊心脏并记录心电图，确认复律是否成功。如成功，患者清醒后，心电监护 24 小时，卧床休息 1 ～ 2 天，继续服用抗心律失常药物；有栓塞史者，继续抗凝 2 周，如不成功，再次选择所需电量复律。

三、操作后处理

1. 将电极及患者皮肤上的导电膏擦洗干净。

2. 物品归原位。

电除颤

案例： 患者王某，男性，65岁，既往高血压病史，3小时前散步时突发胸痛，主要位于胸骨后，呈持续性发作，休息后亦不能缓解，由120送入急诊，查血常规、凝血功能、肝肾功能、电解质，未见异常，肌钙蛋白I明显升高。床边18导心电图提示 V_1—V_6 导联弓背向上抬高。约10分钟前患者大便时突发意识丧失，伴大汗，测血压70/30 mmHg，急诊心电图如下：

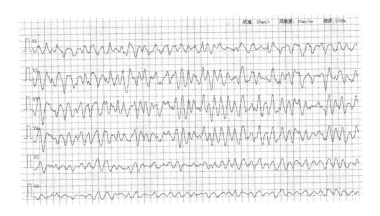

一、操作前准备

1. 患者评估：意识、呼吸、脉搏，判断心律失常类型。

2. 环境、用品：环境整洁安全，患者平卧在硬板床上，暴露局部皮肤，除颤器处于充电备用状态。

二、操作步骤

1. 正确开启除颤器，选择非同步电除颤。

2. 输出功率设定

① 心室颤动和扑动除颤电能成人为 360 J（单向波）、200 J（双向波）；小儿除颤电能一般为 20～200 J，首次为 2 J/kg。

② 室速首次 100～200 J，如伴有血流动力学改变时，首次即为 200 J。

3. 电极上涂导电膏或绑好盐水纱布。

4. 按下充电开关。

5. 除颤时禁止所有人员接触病床。

6. 令电极紧贴皮肤而通电，确认除颤位置正确。

7. 确认除颤是否成功。如不成功，重复心肺复苏。

三、操作后处理

1. 将电极及患者皮肤上的导电膏擦洗干净。

2. 医疗垃圾分类处理。

操作视频

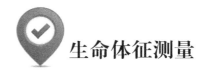 **生命体征测量**

案例： 患者张某，男，32 岁，公司职员，因单位体检来院，拟行生命体征（体温、脉搏、呼吸、血压）测量。

一、操作前准备

1. 医师及患者准备

① 做自我介绍，核对患者信息（姓名、性别等），告知检查目的及方法，并取得患者配合。

② 注意保持适当的室温，防止患者受凉，注意保护患者隐私，检查前洗手。

2. 操作物品准备：清洁干燥的治疗车，快速手消毒液，大治疗盘，内有容器两个（一个为清洁容器、一个盛放使用后体温计）、手表（有秒针）、体温计（水银柱已甩至 35℃），必要时准备棉球（测量呼吸时用），血压计，听诊器，记录单，笔。

二、操作过程

1. 核对患者信息并向患者解释，安置患者于舒适、安全卧位，并注意保暖。

2. 体温测量：协助患者解开衣物，腋下有汗应擦干，将体温计水银端置于患者腋窝深处贴紧皮肤、屈臂过胸夹紧。

3. 测量脉搏：协助患者手臂放松，手臂向上，将示指、中指、无名指的指端放在患者的桡动脉表面，计数 30 秒。

4. 测量呼吸：测量脉搏后手仍然按在患者的手腕上，观察患者的腹部或胸部的起伏，一呼一吸为一次，计数为 30 秒。

5. 测量血压：协助患者取卧位或坐位（被测肢体的肱动脉、心脏、血压计零点处于同一水平位置，坐位时平第四肋，卧位时平腋中线），协助患者暴露被测肢体，打开血压计开关，驱尽袖带内空气，正确捆绑袖带于测量部位（袖带下缘距肘窝上 2 ~ 3 cm；袖带松紧度以可以放入一指为宜），听诊器胸件置于肱动脉搏动处，轻加压（操作者蹲下，使目光与水银柱平行），松开气门匀速缓慢放气，速度以 4 mmHg/s 为宜，同时听搏动音并双眼平视水银柱下降所指刻度，当听到第一声搏动，所指刻度数值为收缩压，继续放气当听到声音突然减弱或消失时，所指的刻度为舒张压。

6. 取回体温计，读表正确（手不接触水银柱），放入含氯消毒容器内。

7. 向患者告知体温、脉搏、呼吸及血压值。

三、操作后处理

1. 洗手、记录。

2. 处理用物。

操作视频

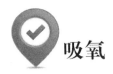 **吸氧**

案例： 患者李某，女性，68岁，因"胸闷气喘两天"由门诊收住入院，入院后给予吸氧。

一、操作前准备

1. 医师及患者准备

① 查阅患者的资料，评估患者呼吸情况及缺氧严重程度，选择合适的氧疗方式。

② 向患者说明吸氧的目的、注意事项，取得患者配合。

2. 操作物品准备：氧气筒、氧气布袋、氧气流量表、一次性吸氧管、治疗碗（内装冷开水）、棉签、手电筒、手消毒液。

二、操作步骤

1. 检查氧气筒：检查氧气余量、合格证以及氧气筒固定情况，吹尘。

2. 连接氧气流量表：安装氧气流量表及一次性吸氧管，检查有无漏气，将吸氧管放置于氧气布袋内悬挂于氧气筒上。

3. 操作者洗手，备齐用物及氧气筒至床旁。核对患者信息及氧疗方式，做好解释。

4. 清洁鼻腔：用手电筒检查患者双侧鼻腔，用湿润的棉签清洁双侧鼻腔。

5. 连接：取出吸氧管，调节氧流量，检查有无漏气，湿润吸氧管前端，将鼻导管轻轻插入患者鼻孔内，并妥善固定。

6. 观察：观察患者氧疗效果。

7. 健康宣教：向患者及家属宣教用氧安全——"四防"，教会患者呼吸功能锻炼的方法。

8. 病情好转遵医嘱停止吸氧，先将吸氧管与患者分离，再关闭氧气开关。

三、操作后处理

1. 整理床单元，协助患者取舒适体位。

2. 终末物品处理：医疗垃圾分类处理。

3. 记录。

4. 注意事项

吸氧时：开大开关 ⟶ 开小开关，调节氧流量。

停止吸氧时：关小开关 ⟶ 关大开关 ⟶ 开小开关，放余气 ⟶ 关小开关。

操作视频

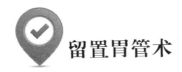

留置胃管术

案例： 患者王某，男性，58岁，因"急性脑梗死"收住入院，入院后洼田饮水试验5级，提示"吞咽功能障碍，无法经口进食"，为满足患者营养需要，拟留置胃管，提供肠内营养支持。

一、操作前准备

1. 医师及患者准备

① 查阅患者的相关资料，明确适应证，排除禁忌证。

② 核对患者信息（床头牌、腕带），评估患者意识、鼻腔情况。

③ 向患者说明留置胃管的目的、过程、注意事项和可能发生的并发症，告知其需要配合的注意事项，签署知情同意书。

2. 操作物品准备

① 鼻饲包：内含胃管1条、治疗碗1个、弯盘1个，50 ml注射器1个、治疗巾1块、镊子1把、压舌板1个、纱布2块、止血钳1把、液状石蜡。

② 其他：棉签1包、鼻贴、听诊器1个、无菌手套1副、手电筒、橡皮圈。

③ 洗胃时准备洗胃管、量杯、盛水桶、电动吸引器，负压引流装置（需胃肠减压时）。

④ 一般胃肠道手术需留置时间短者，可选择橡胶胃管；患者

病情重、昏迷等需留置时间长者，可选择硅胶胃管。

二、操作步骤

1. 洗手，戴口罩、帽子。

2. 体位：床边再次核对患者信息，协助患者取坐位或半卧位（无法坐起者取右侧卧位；昏迷者取去枕仰卧位；中毒者取左侧或仰卧位）。

3. 插管部位选择：检查左、右侧鼻腔通畅状况，如存在鼻部疾病，应选择健侧鼻孔插管。

4. 插管

① 用湿润的棉签清洁鼻腔。

② 检查并打开鼻饲包。戴无菌手套，颌下铺治疗巾，将弯盘放于患者的口角处。

③ 测量插管长度：从鼻尖至耳垂再到胸骨剑突的距离，或前额发际到胸骨剑突的距离，成人 55~60 cm。

④ 封闭胃管远端，将胃管前端以液状石蜡润滑。

⑤ 左手持纱布托住胃管，右手持止血钳或镊子夹持胃管前端，经选定侧鼻孔缓缓插入。

⑥ 当胃管达咽喉部时 (14~16 cm)，告知患者做吞咽动作，伴随吞咽活动逐步插入胃管（昏迷患者插管时应先将患者头后仰，当插入达咽喉部时，以左手将患者头部托起向前屈，使下颌靠近胸骨柄，以增大咽喉部通道的弧度，使胃管顺利插入食道）。

⑦ 继续使胃管前进至胃内，达到预定的长度。

5. 判断胃管是否位于胃内的方法

① 将胃管插入预定长度后，可用无菌注射器接于胃管末端回抽，若能抽出胃液，表明胃管已置入胃内。

② 将导管末端放入温开水中，观察有无气泡逸出，如无气泡逸出，表示胃管未误入气管内。

③ 将听诊器置于患者上腹部，用无菌注射器注入 10~20 ml 空气于胃管内，听到气过水音时，表明胃管已置入胃内。

6. 用鼻贴以"人"字形或"山"字形固定，需长期鼻饲时，可将胃管末端反折，用纱布包好、橡皮圈缠绕后，固定于患者枕旁。

7. 拔管：将弯盘置于患者颌下，轻轻揭去固定的胶布，用纱布包裹近鼻孔处的胃管，夹紧胃管末端，边拔边将胃管盘绕在纱布中。全部拔出后，将胃管放入弯盘内，清洁患者口鼻面部。

三、操作后处理

1. 协助患者舒适卧位，交代带管期间注意事项。

2. 终末物品处理：医疗垃圾分类处理。

3. 书写操作记录。

操作视频

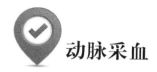

动脉采血

案例： 患者李某，男性，62岁，因气喘、呼吸困难入院，为判断是否存在气体交换受损，现遵医嘱予以动脉采血急查血气分析。

一、操作前准备

1. 物品准备：棉签、消毒液、动脉血气针、化验申请单、采血条形码标签、手消毒液、医疗垃圾桶、生活垃圾桶。

2. 医师及患者准备

① 评估患者的病情和动脉搏动情况，了解患者的心理状态及配合程度。

② 解释操作目的、过程及注意事项。

③ 化验申请单上应注明患者体温、吸氧浓度。

④ 若患者饮热水、洗澡、运动，需休息30分钟后再取血，避免影响检查结果。

二、操作步骤

1. 用物和自身准备，洗手、戴口罩。

2. 核对采血医嘱，至床旁，解释目的。核对患者、采血条形码、化验申请单。

3. 选择表浅易于触及、穿刺方便的动脉，避开皮肤瘢痕、破损处。首选桡动脉，其次依次为肱动脉、股动脉、足背动脉。

4. 检查动脉血气针质量。

5. 协助患者取舒适卧位，暴露穿刺部位，消毒穿刺部位皮肤两遍，消毒范围 ≥ 5 cm。

6. 消毒操作者左手示指和中指指腹。

7. 推血气针针栓到底，再拉回针栓置活塞于 1 ml 处，操作者用消毒后手指再次摸动脉，两指固定于动脉搏动最明显处，穿刺采血（垂直或 40° 角进针，穿刺成功后动脉血会自动涌出，无需回抽，固定血气针至回血达到预设血量）。

8. 拔针，用棉签按压穿刺点 5~10 分钟，直至无出血为止。

9. 针尖垂直刺入针塞中，以阻隔血液与空气接触。

10. 检查样本有无气泡，去除针头，旋上安全针座帽，轻柔颠倒混匀 5 次，手搓 5 秒。

11. 再次核对化验申请单粘贴条形码标签于采血针上。

三、操作后处理

1. 安置患者，用物终末处理，洗手。

2. 标本送检（一般从标本采集到完成测定，时间不超过 30 分钟）。

3. 记录。

操作视频

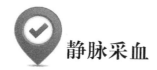 **静脉采血**

案例：患者李某，男性，62 岁，新入院患者，现遵医嘱予静脉采血以查血细胞分析。

一、操作前准备

1. 物品准备：手消毒液、一次性垫巾、真空采血管、试管架、止血带、棉签、消毒液、输液贴、真空采血针头、利器盒、医疗垃圾桶、生活垃圾桶。

2. 医师及患者准备

① 评估患者的病情和局部静脉情况。

② 了解患者的心理状态、肢体活动能力以及配合程度。

③ 解释操作目的及注意事项。

二、操作步骤

1. 用物和自身准备，洗手、戴口罩。

2. 至床旁核对床头牌，解释并对患者进行相应的采血前指导。

3. 选择合适静脉：选择粗、直、弹性好的血管，避开静脉瓣及皮肤瘢痕、破损处，避免在偏瘫侧、内瘘侧肢体采血。

4. 双人核对医嘱，打印采血管条形码，贴至真空采血管。

5. 准备采血用物、检查采血针头质量。携用物至床旁，核对患者、真空采血管。

6. 准备输液贴。

7. 协助患者取舒适卧位，暴露穿刺部位。

8. 选择静脉，垫一次性垫巾，扎止血带，消毒皮肤二遍，消毒范围≥5 cm。

9. 再次核对患者，进针，输液贴固定针柄，覆盖针眼，将真空采血管与采血针末端相连，首支采血管有血液流入时松拳。依次采足量血标本，以免影响检验结果。

10. 如需采集多项血标本，顺序为：

① 血培养→蓝管→黑管→黄管→绿管→紫管；

② 1支黄管（采血时保持此管垂直）→蓝管→黑管→黄管→绿管→紫管。

11. 仅采集一项抗凝标本（蓝色、黑色）且使用蝶翼针时，宜弃去第一支采血管。

12. 分离真空采血管，立即轻柔颠倒混匀 3~8 次。

13. 将采集好的血标本直立于采血架上，避免过多晃动，造成溶血。

14. 拔针，按压穿刺点，直至出血停止。

15. 再次核对采血管标签。

操作视频

三、操作后处理

1. 安置患者，用物终末处理，洗手。

2. 标本送检（一般在采集后送检时间应控制在1小时以内）。

3. 记录。

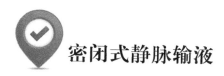

密闭式静脉输液

案例：患者李某，男性，62岁，因术后伤口疼痛，现遵医嘱予生理盐水100 ml+氟比洛芬酯注射液5 ml静脉输液。

一、操作前准备

1. 物品准备：治疗本、加药单、输液卡、药液、砂轮、注射器、快速手消毒液、输液器、瓶套（必要时）、止血钳、止血带、棉签、消毒液、输液贴或胶布、弯盘、利器盒、医疗垃圾桶、生活垃圾桶。

2. 医师及患者准备

① 评估患者的病情和局部静脉情况。

② 了解患者的肢体活动能力以及配合程度。

③ 解释操作目的及注意事项。

操作视频

二、操作步骤

1. 用物和自身准备，洗手、戴口罩。

2. 带治疗本至床旁核对患者及药物信息。

3. 选择合适静脉：选择粗、直、弹性好的血管，避开关节、皮肤瘢痕、破损处，避免在偏瘫侧肢体输液。

4. 根据医嘱生成加药单、输液卡，检查药液质量（检查瓶口有无松动，有无裂纹，药液有无浑浊、沉淀、絮状物、变质、变色），摆药并两人核对（核对加药单、输液卡、药液名称、剂量、浓度、有效期、检查注射器、输液器）。

5. 贴加药单，消毒瓶塞，配置药液，再次检查药液，连接输液器，关闭调节器。

6. 携用物至床旁，核对患者及药物信息。

7. 输液瓶挂于输液架上，倒置茂菲滴管，使液面达 1/2~2/3 满时，迅速转正滴管，打开调节器，排气至输液器与针头连接处，夹闭调节器，检查并确认无气泡，止血钳夹住针柄，针头向上挂好。

8. 穿刺点上6~8 cm处扎止血带，消毒穿刺部位皮肤2次，待干。

9. 再次排气，确认无气泡，再次核对患者及药物。

10. 去护针帽，一手固定皮肤，一手持针穿刺，见回血后再进针少许。

11. 松开止血带，松开调节器，观察溶液点滴是否通畅。

12. 输液帖固定针柄，覆盖针眼，交叉固定，头皮针软管盘曲固定。

13. 洗手，调节滴速，再次核对患者信息及药液。

14. 记录输液卡，加强巡视。

操作视频

三、操作后处理

1. 安置患者，用物终末处理，洗手。

2. 输液完毕，核对患者及药物信息、输液卡。

3. 轻揭胶带，干棉签轻压穿刺点上方，快速拔针，按压片刻。

操作视频

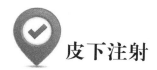 皮下注射

案例：患者李某，男性，62 岁，因糖尿病病史 20 年，现遵医嘱予午餐前皮下注射胰岛素 12 U。

一、操作前准备

1. 物品准备：治疗车、治疗盘、无菌盘、无菌治疗巾、治疗本、75% 酒精、干棉签、药液、注射器、快速手消毒液、利器盒、生活垃圾桶、医疗垃圾桶。

2. 环境准备：光线适宜，安静整洁，保护患者隐私。

3. 患者准备

① 评估患者的病情、用药史、过敏史和局部皮肤情况。

② 了解患者的心理状态、肢体活动能力以及合作程度。

③ 解释操作目的及注意事项。

4. 操作者准备：洗手，戴口罩。

二、操作步骤

1. 介绍自己，核对患者信息。

2. 药物准备

① 双人查对药液并消毒瓶口。

② 检查注射器。

③ 铺无菌盘，抽取药液并放入无菌盘中。

3. 携用物至床旁，双向核对患者，核对腕带及药物信息。

4. 选择注射部位：常选上臂三角肌下缘，其次两侧腹壁、后背、大腿前侧和外侧等部位。

5. 消毒皮肤两次，直径大于 5 cm，第二次消毒范围不超过第一次。

6. 注射

① 取出抽取好药液的注射器，核对治疗本，排气。

② 再次核对患者信息。

③ 左手固定皮肤，右手持注射器，示指固定针栓，针头斜面朝上，与皮肤呈 30°～40°角。

④ 快速将注射器针头的 1/2～2/3 刺入皮下。

⑤ 固定针栓，左手抽动活塞，见无回血，缓慢推注药液，并观察患者反应。

⑥ 注射完毕，迅速拔针，用干棉签按压针眼片刻。

三、操作后处理

1. 再次核对患者及药液，安置患者。

2. 洗手，终末物品处理。

3. 记录。

操作视频

 **皮内注射**

案例： 患者李某，男性，62 岁，因明日行"阑尾切除术"，现遵医嘱予青霉素 50 U 皮试。

一、操作前准备

1. 物品准备：治疗车、治疗盘、无菌盘、无菌治疗巾、治疗本、皮试急救盒（0.1% 肾上腺素 1 支，地塞米松 5 mg 1 支，1 ml、2 ml 注射器各 1 副）、75% 酒精、干棉签、药液、1 ml 注射器、5 ml 注射器、砂轮、快速手消毒液、利器盒、生活垃圾桶、医疗垃圾桶。

2. 环境准备：光线适宜，安静整洁，保护患者隐私。

3. 患者准备

① 评估患者的病情、用药史、过敏史、是否空腹及局部皮肤情况。

② 了解患者的身体状态、肢体活动能力以及合作程度。

③ 解释操作目的及注意事项。

4. 操作者准备：洗手，戴口罩。

二、操作步骤

1. 介绍自己，核对患者信息。

2. 药物准备

① 双人查对药液，用 0.5% 碘伏消毒瓶口。

② 检查注射器。

③ 铺无菌盘，抽取药液并放入无菌盘中。

3. 携用物至床旁双向核对，核对腕带及药物信息。

4. 根据皮内注射目的来选择注射部位：如用作药物过敏试验常选择前臂掌侧下段。

5. 75% 酒精棉签消毒皮肤一次（如酒精过敏者，可选择 0.9% 生理盐水清洁皮肤）。

6. 注射

① 取出抽取好药液的注射器，核对治疗本，排气。

② 再次核对患者信息。

③ 左手固定皮肤，右手水平式持注射器，针头斜面朝上，与皮肤呈 5° 将针头斜面刺入皮内。

④ 针头斜面完全进入皮内后，将注射器放平，左手拇指固定针栓，推药液 0.1 ml。

⑤ 注射完毕，迅速拔针，勿按压针眼。

⑥ 嘱患者勿按压揉搓注射部位，勿离开病室。

⑦ 密切观察患者反应，并将皮试急救盒及治疗盘置于床头柜。

⑧ 注射后 20 分钟，双人查看皮试结果。

三、操作后处理

1. 再次核对患者及药液，安置患者。

2. 洗手，终末处理。

3. 记录，并双人签名。

操作视频

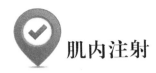# 肌内注射

案例： 患者李某，男性，62岁，因全身麻醉术后突发恶心呕吐数次，现遵医嘱予甲氧氯普胺（胃复安）10 mg 肌内注射。

一、操作前准备

1. 物品准备：治疗车、治疗盘、无菌盘、无菌治疗巾、治疗本、0.5% 碘伏棉签、干棉签、药液、2 ml 或 5 ml 注射器、砂轮、快速手消毒液、利器盒、生活垃圾桶、医疗垃圾桶。

2. 环境准备：光线适宜，安静整洁，保护患者隐私。

3. 患者准备

① 评估患者的病情、用药史、过敏史和局部皮肤情况。

② 了解患者的心理状态、肢体活动能力以及合作程度。

③ 解释操作目的及注意事项。

4. 操作者准备：洗手，戴口罩。

二、操作步骤

1. 介绍自己，核对患者信息。

2. 药物准备

① 双人查对药液并消毒瓶口。

② 检查注射器及针头质量。

③ 铺无菌盘，抽取药液并放入无菌盘中。

3. 携用物至床旁，双向核对患者，核对腕带及药物信息。

4. 安置合适的体位（上腿伸直下腿弯曲）。

5. 选择注射部位，通常采用"十"字法或连线法。

① "十"字法：由臀裂顶点向左或向右划一水平线，自髂嵴最高点画一垂直线，将一侧的臀部分为四个象限，取外上象限，同时避开内侧角，即为注射部位。

② 连线法：取髂前上棘与尾骨连线的外上 1/3 处，即为注射部位。

6. 消毒皮肤两次，直径大于 5 cm，第二次消毒范围不超过第一次。

7. 注射

① 取出药液，核对治疗本，排气。

② 再次核对患者信息。

③ 左手拇、示指绷紧皮肤，右手以执笔式持注射器，中指固定针栓，用手腕的力量以 90° 角，迅速将注射器针头的 1/2 ～ 2/3 刺入肌层内。

④ 左手抽动活塞，见无回血，缓慢推注药液，并观察患者反应。

⑤ 注射完毕，迅速拔针，用干棉签按压针眼片刻。

三、操作后处理

1. 再次核对患者及药液，安置患者。

2. 洗手，终末处理。

3. 记录。

操作视频

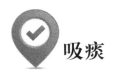

吸痰

案例：患者张某，男性，91岁。因左侧肢体偏瘫10余年，饮水呛3年余，诊断脑梗死住院。神志清醒，双下肺可闻及湿啰音，胸部X线示双下肺感染。夜间心电监护示血氧饱和度突然下降至89%，双肺听诊大量痰鸣音，考虑痰堵，立即予以吸痰。

一、操作前准备

1. 医师及患者准备

① 查阅患者的相关资料，评估患者意识状态、口鼻腔情况，肺部听诊。

② 核对患者信息（床头牌、腕带），测量患者生命体征。

③ 向患者说明吸痰目的，嘱患者尽力配合。

2. 操作物品准备

① 中心吸引装置和（或）电动吸引器。

② 治疗盘：治疗碗2个（内盛灭菌注射用水，分别用于吸痰前预吸及吸痰后冲洗导管），一次性吸痰管数根、无菌镊子及无菌缸、一次性治疗巾（若为吸痰包可不准备）、一次性无菌手套、手电筒、弯盘。

③ 压舌板、口咽通气管、接线板（必要时）。

二、操作步骤

1. 操作者检查吸引器储液瓶内的消毒液（需 200 ml），拧紧瓶盖，连接导管，接通电源，打开开关，调节合适负压 [成人 40.0 ~ 53.3 kPa（300 ~ 400 mmHg），儿童 < 40.0 kPa（300 mmHg）]，将吸引器放于床边适当处。

2. 操作者洗手、戴口罩。

3. 携用物至床边，核对患者信息（床头牌、腕带），讲解操作目的，取得患者理解和配合。

4. 用手电筒检查患者口、鼻腔。

5. 协助患者头偏向一侧，略向后仰、铺治疗巾于颌下。

6. 经口 / 鼻腔吸痰

① 戴手套，连接吸痰管，打开吸引器、试吸，检查是否通畅、润滑导管前端。

② 嘱患者张口，昏迷者用压舌板或口咽通气管。

③ 一手反折吸痰管末端，另一手用持物钳持吸痰管前端，插入口咽部，然后放松导管末端。

④ 吸气管内分泌物，在吸气时顺势插入气管（约 15 cm），自深部向上提拉，左右旋转，缓慢上提（时间 < 15 秒）。

⑤ 吸痰管取出后，吸灭菌注射用水冲净痰液，以免堵塞。

⑥ 吸痰结束后取出压舌板或口咽通气管。

⑦ 必要时更换无菌钳及吸痰管，经鼻腔吸引（每次吸痰间隔时间 10 秒）。

7. 经气管插管 / 气管切开吸痰

① 呼吸机氧浓度 100%，吸氧 2 分钟。

② 一手断开呼吸机与气管导管接口，将呼吸机接口放于无菌纸巾上。

③ 用戴无菌手套的另一手迅速并轻轻沿气管导管送入吸痰管，遇阻力后加负压，轻轻旋转上提并吸引。

④ 吸痰后立即连接呼吸机通气，再次吸纯氧 2 分钟，待 SpO_2 上升至正常水平后恢复到原吸氧浓度。

⑤ 吸痰管取出后，吸灭菌注射用水冲净痰液，以免堵塞，如需继续吸痰，需更换新的吸痰管。

注：临床使用呼吸机的患者一般使用密闭式吸痰管，减少呼吸机相关性肺炎发生率。

三、操作后处理

1. 关闭吸引器开关，擦净患者面部分泌物，脱手套。

2. 协助患者取安全、舒适体位，安置好患者后处理用物。

3. 洗手，脱口罩。

4. 记录。

操作视频

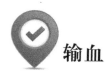 输血

案例： 患者安某，女性，52岁，因贫血严重入院，Hb 45 g/L，遵医嘱予患者静脉输注悬浮少白细胞红细胞 2 U。

一、操作前准备

1. 医师及患者准备

① 查阅患者的资料，评估患者、输血史、血容量情况及贫血严重程度。

② 核对患者信息（床头牌、腕带），评估患者意识，血管条件及输液通路情况，测量患者生命体征。

③ 向患者说明输血的目的、注意事项，取得患者配合。

2. 操作物品准备：治疗盘、输血器、0.9% 生理盐水 100 ml、血制品、消毒用物、手消毒液（该患者有输液通路）。

二、操作步骤

1. 取血：审核输血医嘱，打印出取血单，持取血单、取血箱至输血科双人核对后签字取血。

2. 核对：回治疗室后，携病历双人"三查八对"并签字，"三查"（血制品有效期、血制品质量、血袋完整性），"八对"（患

者姓名、床号、住院号、血型、血袋号、交叉配血、血制品种类、血量）。

3. 携病历、血制品、操作用物至床旁。

4. 再次双人核对患者及血制品信息。

5. 消毒并冲洗静脉通路，输注 0.9% 生理盐水及输血前用药。

6. 输注通畅后连接血制品：轻轻摇匀输血袋内的血液，将血制品与输血器连接。

7. 调节滴速：开始输注速度 15 ～ 20 滴 / 分，观察 15 分钟，测量患者生命体征，无不适后根据病情及血制品种类调节速度（一般成人输注速度 40 ～ 60 滴 / 分）。

10. 操作后再次"三查八对"。

11. 输血过程中加强观察。

12. 输血结束：继续滴注 0.9% 生理盐水，直至输血器内的血制品全部输注完毕，再次测量生命体征，输血结束 4 小时后再次测量生命体征。

13. 输血袋的处理：输血空袋注明输血结束时间及执行者，放置在指定位置保存 24 小时，24 小时后进行输血袋毁形。

三、操作后处理

1. 整理床单元，协助患者取舒适体位。

2. 终末物品处理：医疗垃圾分类处理。

3. 洗手，书写输血记录。

操作视频

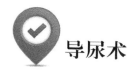 **导尿术**

案例：患者李某，68 岁，因肾穿刺活检术后排尿困难，经诱导排尿无效后拟行导尿术。

一、操作前准备

1. 医师准备

① 查阅患者的资料，评估患者病情、诊断及导尿目的，选择合适的导尿管。

② 核对患者信息（床头牌、腕带），评估患者意识、心理状态及合作程度。

③ 向患者说明导尿的目的、注意事项，取得患者配合。

④ 评估患者膀胱充盈度、会阴部皮肤情况及清洁度。

2. 患者准备：嘱患者清洁外阴部，保持清洁。

3. 环境准备

① 环境整洁、安静，光线充足。

② 关门窗、拉床帘，调节室温。

4. 操作物品准备：一次性导尿包、弯盘、一次性尿垫、手消毒液。

二、操作步骤

（一）男患者导尿

1. 备齐用物至床旁。核对患者信息，做好解释。

2. 操作者位于患者右侧，松开床尾盖被，协助患者脱去对侧裤腿盖于近侧腿，盖被盖于对侧腿。

3. 患者体位：屈膝仰卧位，双腿充分外展，暴露会阴部。

4. 将一次性尿垫垫于患者臀部下方，弯盘置于患者两腿之间。

5. 消毒双手。

6. 初步消毒外阴部：在治疗车上打开导尿包，取出消毒用物置于患者两腿之间，按原折痕包好无菌包，打开碘伏棉球。操作者左手戴手套，右手持镊子夹取碘伏棉球依次消毒外阴部，顺序为：阴阜、大腿内侧上 1/3、阴茎、阴囊。操作者左手用纱布包裹并提起阴茎将包皮向后推，暴露尿道口，从尿道口旋转由内向外擦拭尿道口、龟头、冠状沟。污棉球及镊子置于弯盘内。

7. 处理用物，将弯盘置于床尾，脱手套再次消毒双手。

8. 将导尿包置于患者两腿之间，遵循无菌原则打开治疗巾，戴手套，取出洞巾铺在患者外阴部，暴露阴茎。

9. 整理用物，取出导尿管，弃去导丝并向气囊内注水后抽空，检查导尿管是否渗漏，连接接尿袋。液状蜡棉球消毒导尿管前端，使用过的棉球置于床尾的弯盘内。

10. 再次消毒：操作者左手用纱布包裹并提起阴茎将包皮向后推，暴露尿道口，右手持镊子夹取消毒棉球由内向外旋转擦拭尿道口、龟头、冠状沟，最后一个棉球在尿道口加强消毒。

11. 导尿

① 一次性导尿：左手继续用纱布固定并上提阴茎，与腹壁成90°角，右手将物品置于洞巾口旁，嘱患者张口呼吸，右手用镊子持导尿管，对准尿道口轻轻插入 20 ~ 22 cm，见尿液引出后再插入 2 ~ 3 cm。左手固定导尿管，引流出合适量的尿液，引流完毕，轻轻拔出导尿管，撤去洞巾，擦拭外阴，处理用物，洗手。

② 留置导尿：方法同女患者导尿（插入长度：插入20 ~ 22 cm，见尿液引出后再插入 5 ~ 7 cm）。

（二）女患者导尿

1. 备齐用物至床旁。核对患者信息，做好解释。

2. 操作者位于患者右侧，松开床尾盖被，协助患者脱去对侧裤腿盖于近侧腿，盖被盖于对侧腿。

3. 患者体位：屈膝仰卧位，双腿充分外展，暴露会阴部。

4. 将一次性尿垫垫于患者臀部下方，弯盘置于患者两腿之间。

5. 消毒双手。

6. 初步消毒外阴部：在治疗车上打开导尿包，取出消毒用物置于患者两腿之间，按原折痕包好无菌包，打开碘伏棉球。操作者左手戴手套，右手持镊子夹取碘伏棉球依次消毒外阴部，顺序为：阴阜、大阴唇。操作者左手分开阴唇，依次消毒小阴唇、尿道口、肛门。污棉球及镊子置于弯盘内。

7. 处理用物，将弯盘置于床尾，脱手套再次消毒双手。

8. 将导尿包置于患者两腿之间，遵循无菌原则打开治疗巾，戴手套，取出洞巾铺在患者外阴部，暴露会阴部。

9. 整理用物，取出导尿管，弃去导丝并向气囊内注水后抽空，检查导尿管是否渗漏，连接接尿袋。液状蜡棉球消毒导尿管前端，使用过的棉球置于床尾的弯盘内。

10. 再次消毒：操作者左手分开并固定小阴唇，暴露尿道口，右手持镊子夹取消毒棉球再次消毒尿道口、两侧小阴唇，最后一个棉球在尿道口加强消毒。

11. 导尿

① 一次性导尿：方法同男患者导尿（插入长度：插入4～6 cm，见尿液引出后再插入2～3 cm）。

② 留置导尿：左手继续分开并固定小阴唇，右手将用物置于洞巾口旁，嘱患者张口呼吸，右手用镊子持导尿管，对准尿道口轻轻插入4～6 cm，见尿液引出后再插入5～7 cm，将尿液引流至集尿袋内。连接注射器，根据导尿管上注明的气囊容积向气囊内注入等量的无菌溶液，向后轻拉导尿管有阻力，即表明导尿管固定于膀胱内。导尿成功后，撤去洞巾，擦拭外阴，处理用物，洗手，妥善固定尿管及集尿袋，做好有效期标识。

三、操作后处理

1. 撤去尿垫，协助患者穿好裤子，取舒适体位，整理床单元。

2. 终末物品处理：医疗垃圾分类处理。

3. 洗手记录。

操作视频　　　　　　　操作视频

 **戴口罩**

一、操作前准备

1. 洗手。

2. 操作物品准备：外科口罩、医用防护口罩、洗手池、洗手液。

二、操作步骤

1. 外科口罩的佩戴方法

① 将口罩罩住鼻、口及下巴，口罩下方带系于颈后，上方带系于头顶中部。

② 将双手指尖放在鼻夹上，从中间位置开始，用手指向内按压并逐步向两侧移动，根据鼻梁形状塑造鼻夹。

③ 调节系带松紧。

2. 医用防护口罩的佩戴方法

① 一手托住防护口罩，有鼻夹的一面背向外。

② 将防护口罩罩住鼻、口及下巴，鼻夹部位向上贴近面部。

③ 用另一只手将下方系带拉过头顶，放在颈后双耳下。

④ 再将上方系带拉至头顶中部。

⑤ 将双手指尖放在鼻夹上，从中间位置开始，用手指向内按压并逐步向两侧移动，根据鼻梁形状塑造鼻夹。

⑥ 将双手完全盖住防护口罩，快速呼气，若鼻夹处有漏气，应调整鼻夹，若四周有漏气，应调节至不漏气。

三、操作后处理

1. 摘口罩方法

① 不要接触口罩前面（污染面）。

② 先解开下面的系带，再解开上面的系带。

③ 用手仅捏住口罩的系带丢至医疗废物容器内。

2. 洗手。

操作视频

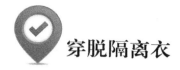

穿脱隔离衣

一、操作前准备

1. 操作物品准备：大小合适的隔离衣、挂衣架、衣夹、帽子、口罩、刷子、毛巾、洗手池、洗手液。

2. 操作者准备

① 取下手表，卷袖过肘，洗手。

② 穿隔离衣前要戴好帽子、口罩。

二、操作步骤

1. 取衣：手持衣领从衣夹上取下隔离衣，将清洁面朝向自己，将衣服向外折，露出肩袖内口。

2. 穿隔离衣

① 一手持衣领，另一手伸入袖内并向上抖，注意勿触及面部。衣领向上拉，使另一手露出来，依次穿好另一袖。

② 两手持衣领顺边缘由前向后扣好领扣。

③ 扣好袖口或系上袖带。

④ 从腰部向下约 5 cm 处自一侧衣缝将隔离衣后身向前拉，见到衣边捏住，依法将另一边捏住，两手在背后将两侧衣边对齐，向一侧按压折叠，以一手按住，另一手将腰带拉至背后压住折叠处，在背后交叉，回到前面打一活结，系好腰带。

3. 脱隔离衣

① 解开腰带，在前面打一活结。

② 解开袖口，将袖子向上拉，暴露前臂。

③ 消毒双手，从前臂至指尖顺序刷洗 2 分钟，流动水冲洗，擦干。

④ 解开衣领。

⑤ 一手伸入另一侧袖口内，拉下衣袖过手，用遮盖着的手在外面拉下另一衣袖。

⑥ 两手在袖内解开腰带，并将袖子对齐，双臂逐渐退出。

⑦ 双手持领，将隔离衣两边对齐，用衣夹夹住衣领挂好。如挂在半污染区，则清洁面向外；如挂在污染区，则清洁面向内。

三、操作后处理

洗手，脱口罩、帽子。

操作视频

第二部分

医学生临床技能实训手册

进阶篇

01

进阶案例 1
三腔双囊管 + 气囊滑脱处理

案例： 患者男性，55 岁，既往有"乙肝后肝硬化失代偿期"病史 10 年，此次因"呕血 4 小时"由急诊收住入院。入院前进行腹部 CT 提示"肝硬化，腹水"，考虑患者"食管胃底静脉曲张破裂出血"，迅速控制出血，为后续治疗提供机会，拟对患者行三腔双囊管压迫止血术（置管过程见"基础篇"）。操作后患者未再呕血，血压 93/60 mmHg，心率 94 次 / 分。24 h 尿量 1 500 ml。患者神志清醒，未再有呕血现象。

在持续压迫止血时，患者突然出现极度呼吸困难、烦躁不安、面色青紫。体格检查：血压 105/80 mmHg，心率 124 次 / 分，呼吸 13 次 / 分，血氧饱和度 75%。烦躁不安，面色青紫，双肺呼吸音低。心前区无隆起，各瓣膜听诊区未闻及明显杂音，未闻及心包摩擦音。腹平、软，无压痛、反跳痛。双下肢无水肿。

目前病情变化该如何处理？

参考：

立即判断是否为胃囊漏气滑脱进入食管压迫气管所致。快速判断依据：观察置入三腔双囊管时在鼻尖做的标记。

（1）如果三腔双囊管的标记已远离鼻尖，则考虑三腔双囊管滑脱。应立即解除牵引，抽出囊内气体，情况危急时应立即剪断三腔管自动排除气体（图 1）。

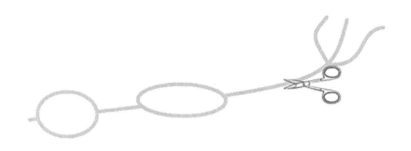

图1　剪断三腔管自动排除气体

（2）如果三腔双囊管的标记仍在鼻尖附近，则不考虑滑脱，此时应考虑为呕吐物（食物或者血块）进入气管引起窒息。立即将患者头偏向一侧，迅速解开患者衣领，清理患者口腔及鼻部的呕吐物。如果患者神志清醒，通过鼓励其咳嗽、吸引等方式排出呕吐物，直至呼吸平稳、面色好转、氧饱和度上升。如患者陷入昏迷、神志不清、加大氧流量，提高吸氧浓度，并托起其下颌，开始有效地吸引处理，将分泌物、呕吐物等从气道吸出；必要时气管插管或者气管切开、支气管镜取出气管异物，后呼吸机辅助呼吸。

三腔双囊管
操作视频

02

进阶案例 2
腹腔穿刺 + 生命体征测量 + 吸氧 + 心电图

案例：患者女性，50 岁，因"腹胀 1 个月"入院。患者 1 个月前无明显诱因下出现全腹部、持续性腹胀，进食后明显；伴纳差、恶心，无呕吐，无腹泻，无肛门停止排气，无发热，无明显胸闷、胸痛、气喘等症状。

体格检查：神志清醒，精神一般，双下肺听诊呼吸音偏低，未闻及明显啰音。心率 80 次 /min，律齐，各瓣膜听诊区未闻及明显杂音。腹部膨隆，腹部皮肤可见静脉显露，触诊尚软，无明显压痛、反跳痛及肌紧张。肝肋缘下未触及。脾脏于左侧肋缘下 3 cm 可触及，质地稍韧。全腹部叩诊呈浊音，液波震颤阳性，移动性浊音阳性，肠鸣音减弱，约 3 次 /min。双下肢轻度对称性凹陷性水肿。

实验室检查：血常规示血小板 60×10^9/L。纤溶功能示凝血酶原时间 13.0 秒，凝血酶原活动度 55%。

影像学检查：腹部 CT 片见图 2。

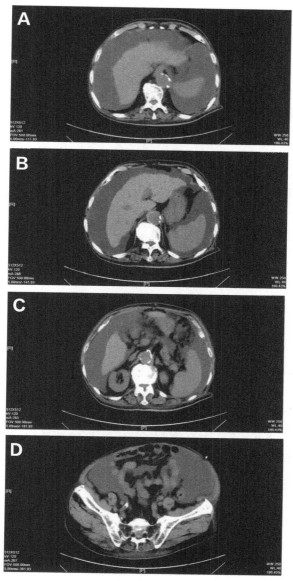

图 2　患者腹部 CT 影像

1. 该患者腹部 CT 结果提示患者主要存在什么问题？

参考：肝硬化、脾大、大量腹盆腔积液。

2. 为明确诊断及缓解患者症状，请选取合适的操作。

参考：腹腔穿刺引流。

3. 在引流腹水 3 000 ml 以后，患者突然出现头晕、恶心、心悸、气促、面色苍白等症状，可能出现的并发症是什么？应该如何处理？

参考：可能出现腹膜反应或腹腔血管扩张导致回心血容量减少。

处理原则：停止操作，吸氧，监测生命体征，完善心电图检查，酌情补液，必要时给予肾上腺素。

腹腔穿刺
操作视频

生命体征测量
操作视频

吸氧
操作视频

心电图
操作视频

进阶案例 3
胸腔穿刺 + 生命体征测量 + 吸氧 + 无创呼吸机

案例： 患者男性，75 岁，因"活动后气喘 3 年，胸痛伴气喘加重 20 天"入院。患者近 3 年多于冬季、春季出现活动后气喘，伴咳嗽、咳痰，未就医，20 天前无明显诱因出现胸痛伴气喘加重，右侧胸痛，吸气时加重，稍事活动即感气喘明显，伴咳嗽、咳痰，大量白色黏痰，无畏寒、发热，无心悸、头晕等。既往有高血压病史 4 年，最高血压 170/100 mmHg，口服缬沙坦氨氯地平片 1 片 qd；有糖尿病病史 4 年，口服阿卡波糖 50 mg tid，列格西汀 100 mg qd，血糖未监测。吸烟 40 年，平均 20 支 /d。

体格检查： 神志清醒，精神一般。右肺叩诊浊音，左肺叩诊清音，听诊右肺呼吸音消失，左肺呼吸音稍低，双肺未闻及干湿啰音。心前区无隆起，各瓣膜听诊区未闻及明显杂音，未闻及心包摩擦音。腹平、软，无压痛、反跳痛。双下肢无水肿。

实验室检查： 血常规、纤溶功能未见明显异常。血气分析示

胸腔穿刺
操作视频

生命体征测量
操作视频

吸氧
操作视频

无创呼吸机
操作视频

pH 7.289，PCO_2 76.4 mmHg，PO_2 58 mmHg，氧饱和度 87%，碳酸氢根浓度 31.8 mmol/L。

影像学检查：胸部 CT 片见图 3。

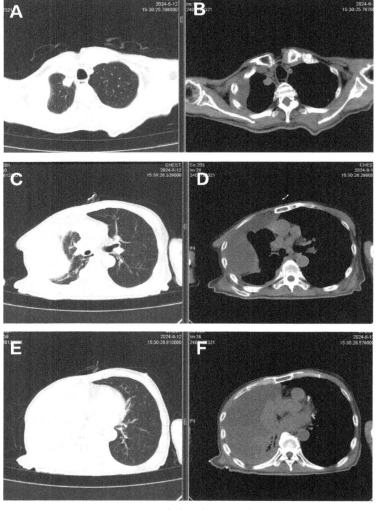

图 3　患者胸部 CT 影像

1. 该患者胸部 CT 结果提示患者主要存在什么问题？

参考：右侧胸腔积液，右肺占位。

2. 为明确诊断及缓解患者症状，请选取合适的操作。

参考：监测生命体征、吸氧、胸腔穿刺、无创呼吸机辅助呼吸，必要时行纤维支气管镜检查。

3. 该患者在进行无创呼吸机辅助呼吸前要注意哪些问题？

参考：

（1）患者痰量较多，应明确是否为痰多阻塞气道引起的二氧化碳潴留，了解患者是否具有一定的自主排痰能力，使用无创呼吸机时是否会出现痰堵窒息或因排痰不佳导致 PCO_2 下降不佳。

（2）患者存在肺占位，右肺胸腔积液，考虑肺癌可能性大，是否存在气管或支气管阻塞，引发二氧化碳潴留。

4. 该患者胸腔积液。胸水常规：颜色淡红色，透明度浑浊，凝固性有，细胞总数 $8\,740 \times 10^6$/L，单叶核细胞百分比 80%，多叶核细胞百分比 20%。胸腔积液生化：总蛋白 50.8 g/L，乳酸脱氢酶 117 U/L，溶血指数正常，黄疸指数正常，脂浊指数正常，ADA 48 U/L，血生化乳酸脱氢酶 240 U/L，总蛋白 59.4 g/L。目前考虑胸腔积液原因可能是什么？还要完善哪些胸腔积液检查？

参考：结核性胸膜炎可能大。还可完善胸腔积液脱落细胞检查、胸水 γ - 干扰素检查、胸腔积液培养、胸腔积液结核菌涂片等，必要时行气管镜检查或内科胸腔镜进一步明确。

04 进阶案例 4

电除颤 + 心肺复苏 + 心电图 + 动脉采血 + 静脉采血 + 吸氧

案例：患者男性，65 岁，因"胸痛 2 小时"就诊。患者 2 小时前睡觉时突发胸痛不适，主要位于心前区，呈压迫感，持续不能缓解，伴大汗、呼吸困难。既往有糖尿病、高血压病史。

体格检查：血压 140/85 mmHg，SPO_2 95%。神志清醒。两肺呼吸音粗，可闻及湿啰音。心前区无隆起，心界无明显扩大，心率 90 次 /min，律齐，心音减低，各瓣膜区未闻及明显杂音。腹平软，无压痛、反跳痛。双下肢无水肿。

1. 该患者需尽快完善哪些检查和操作？

参考：积极吸氧，完善床边心电图检查、动脉血气分析，并予以静脉采血急查心肌损伤标志物和纤溶功能。

吸氧
操作视频

静脉采血
操作视频

心电图
操作视频

动脉采血
操作视频

2. 心电图如图4，请给出心电图诊断。

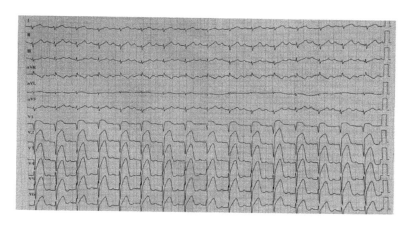

图4　患者心电图

参考：心电图诊断为急性广泛前壁心肌梗死。

3. 拟转运至心导管室时患者突发意识丧失，呼之不应，未触及大动脉搏动，胸廓无起伏。心电监护示一条直线，指脉氧和血压无法测出。此时应如何处理？

参考：立即予心肺复苏，持续胸外按压，开放气道，球囊面罩辅助通气，气管插管接呼吸机辅助通气，肾上腺素及阿托品间断静推以及血管活性药物应用。

4. 经抢救后患者出现图 5 所示心电图，如何处理？

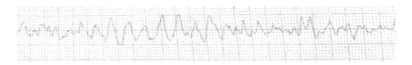

图 5　经抢救后患者心电图

参考： 立即予以电除颤。若除颤成功，应继续监护，观察心率变化；若除颤不成功，可调整输出功率后再次电除颤，必要时可辅助应用抗心律失常药物。

电除颤　　　　心肺复苏
操作视频　　　操作视频

进阶案例 5
骨髓穿刺 + 输血

案例： 患者男性，65 岁，因"间断呕吐咖啡样物伴黑便 9 天"入院。患者 9 天前因呕吐咖啡样液体在外院就诊，当时呕咖啡样液体约 50 ml，解黑便 3 次，每次约 100 ml。患者无腹痛，无晕厥，考虑上消化道出血，给予抑酸止血等治疗。查血常规：白细胞计数 121×10⁹/L，血红蛋白 54 g/L，血小板计数 23×10⁹/L，为进一步诊治收入院。

体格检查： 体温 36.3℃，血压 100/77 mmHg。神志清醒，贫血貌。全身浅表淋巴结未触及肿大，全身皮肤、黏膜未见出血点及淤斑。胸骨无压痛，双肺呼吸音清晰，未闻及干湿啰音。心率 89 次/min，律齐，各瓣膜听诊区未闻及杂音。

根据患者病史和血常规结果，考虑初步诊断是什么？需做哪些检查？

参考：

初步诊断考虑：（1）白血病；（2）上消化道出血。

处理措施：

（1）禁食，抑酸止血、保护胃黏膜，必要时行胃肠镜检查。

（2）定期复查血常规和纤溶功能，成分输血，及时补充红细胞悬液、血小板悬液，必要时输注血浆和冷沉淀。

（3）予肠外营养，维持水、电解质平衡。

（4）行骨髓穿刺、骨髓活检、基因检测、染色体和 FISH 检测。

（5）血细胞单采，尽快降低瘤负荷，降低白细胞淤滞症和脑出血的风险。

骨髓穿刺
操作视频

输血
操作视频

进阶案例 6
心电图 + 静脉采血 + 电复律 + 静脉输液 + 动脉采血

案例： 患者男性，70 岁，因"心悸、胸闷半小时"入院。患者 30 分钟前无明显诱因突发心悸、胸闷，呼吸困难，不能平卧，伴有头昏、乏力、出汗，无胸痛，无晕厥。既往有扩张型心肌病、心力衰竭、高血压病、糖尿病史。

查体：体温 36.5℃，血压 70/40 mmHg，SPO$_2$ 95%。神志清醒，精神萎靡。两肺呼吸音粗，双肺底闻及湿啰音。心前区无隆起，心界左下扩大，心率 210 次 /min，律齐，心音减低，各瓣膜区未闻及明显杂音。腹平、软，无压痛、反跳痛。双下肢无水肿。

1. 需完善哪些检查并进行哪些操作？

参考： 需完善心电图检查，并进行静脉采血，急查肝肾功能、电解质、B 型脑钠肽（BNP）、血常规、纤溶功能、肌钙蛋白 I 或 T、肌酸激酶同工酶（CK-MB）、肌红蛋白；进行动脉采血，急查血气分析。

2. 心电图如图 6 所示，请给出心电图诊断。

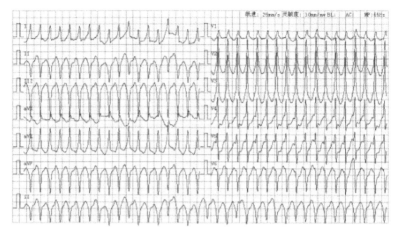

图 6　患者心电图

参考：心电图诊断为室性心动过速。

3. 给出下一步处理方案，并进行操作。

参考：患者室性心动过速，同时伴有血流动力学不稳定，紧急行电复律。

心电图
操作视频

静脉采血
操作视频

电复律
操作视频

4. 电复律后患者心悸、胸闷及头昏症状缓解，仍感乏力。查体：血压 110/70 mmHg，SPO$_2$ 99%，心率 70 次 /min，律齐。但电解质检查结果血钾 2.5 mmol/L。给出下一步处理方案，并进行操作。

参考：予静脉输液补钾及口服补钾治疗。

静脉输液
操作视频

动脉采血
操作视频

07 进阶案例7
腰椎穿刺术＋生命体征测量＋静脉输液

案例： 患者女性，33 岁，因"头痛伴发热 5 天"入院。体格检查：神志清醒，精神萎靡，高级皮层功能基本正常，颅神经、运动系统、感觉系统及反射未见明显异常，颈颌三横指，克尼格征（＋）。患者入院后症状进展，头痛加重伴喷射性呕吐。为协助诊治，行腰椎穿刺。

1. 在进行腰穿操作前需完善哪些检查评估？如何处理？

参考： 进行生命体征测量，完善眼底检查，观察视盘水肿情况，酌情在术前 30 分钟给予脱水剂处理。

2. 该患者脑脊液留取过程中应注意哪些要点？

参考： 如患者脑脊液压力过高，应谨慎且慢速留取脑脊液，避免过多留取脑脊液诱发脑疝，术中严密观察患者反应。

腰椎穿刺术
操作视频

生命体征测量
操作视频

3. 腰穿后 10 小时，患者直立行走后感头痛加重，可能的原因是什么？如何处理？

参考：可能的原因为体位性低颅压。嘱患者尽量平卧位，多饮水，给予静脉输液，补充液体量。

静脉输液
操作视频

08 进阶案例8
胸腔穿刺 + 生命体征测量 + 无创呼吸机

案例：患者男性，62岁，因"气喘1个月"入院。患者1个月前受凉后出现气喘，活动后加重，稍有咳嗽，干咳为主，无畏寒、发热，无心悸、胸痛。

体格检查：神志清醒，精神一般。右侧胸廓饱满，肋间隙增宽，左肺叩诊清音，右下肺叩诊呈浊音，听诊左肺呼吸音粗，右下肺呼吸音消失，双肺未闻及干湿啰音。心前区无隆起，各瓣膜听诊区未闻及明显杂音，未闻及心包摩擦音。腹平、软，无压痛、反跳痛。双下肢无水肿。

实验室检查：血常规、纤溶功能未见明显异常。

影像学检查：胸部X线片如图7所示。

胸腔穿刺
操作视频

生命体征测量
操作视频

无创呼吸机
操作视频

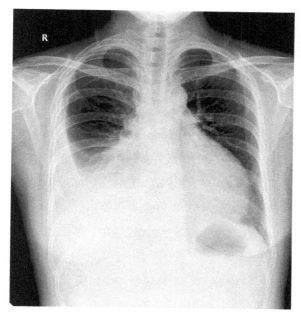

图 7　患者胸部 X 线影像

1. 该患者胸部 X 线结果提示患者主要存在什么问题？

参考： 右侧胸腔积液。

2. 为明确诊断及缓解患者症状，请选取合适的操作。

参考： 胸腔穿刺。

3. 在引流胸腔积液 1 000 ml 以后，患者突然出现剧烈咳嗽，伴呼吸困难加重。可能出现的并发症是什么？应如何处理？

参考： 可能出现复张性肺水肿。处理原则为停止操作，予吸氧，监测生命体征，酌情给予糖皮质激素及利尿剂，必要时使用无创甚至有创机械辅助通气。

案例：患者男性，75 岁，主因"头晕、站立不稳伴饮水呛咳 2 天"入院。患者 2 日前出现头晕，有时伴视物旋转，步态不稳，向右倾倒，右侧面部麻木，左侧半身麻木。以上症状持续加重，逐渐出现声音嘶哑，入院前进食水过程中频繁呛咳，吞咽较前略费力。

体格检查：神志清醒，精神萎靡，坐轮椅入病房，查体合作，言语欠清晰，回答基本切题。高级皮层功能未见明显异常，嗅觉无明显异常，两侧视野、视力粗测无明显异常，旋转性眼震，右侧眼裂较对侧小，右侧瞳孔 2.5 mm，左侧 3.5 mm，双侧瞳孔对光反射灵敏，双侧眼裂、额纹、鼻唇沟及嘴角对称。双侧面部皱眉、蹙额、闭眼、示齿、鼓腮、吹哨等动作完成正常。粗查双耳听力正常。右侧软腭上抬差，右侧咽反射减退，声音嘶哑，构音欠清晰，饮水呛咳，洼田饮水试验 5 级。四肢肌张力正常，肌力 5 级；右侧指鼻试验阳性；右手轮替动作差，右侧跟 - 膝 - 胫试验欠稳准；闭目难立，不能配合。右侧面部及左侧半身痛温觉减退，深感觉未见明显异常。四肢腱反射（++），双侧病理征阴性。颈软，克尼格征、布鲁金斯征阴性。入院后头颅 MRI 如图 8 所示：

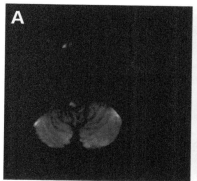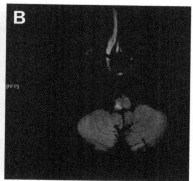

图 8　患者头颅 MRI 影像

1. 该患者头颅 MRI 提示患者主要存在什么问题？

参考：右侧延髓梗死（延髓背外侧综合征 / 瓦伦贝格综合征）。

2. 入院后，患者精神萎靡，出现发热，体温最高达 38.5℃，伴随呼吸频率增快、喘憋、痰液黏稠而不易咳出。肺部听诊可闻及双下肺哮鸣音。为缓解症状，患者目前最需要尽快完善哪些临床操作？

参考：吸痰、吸氧。

吸痰
操作视频

吸氧
操作视频

动脉采血
操作视频

留置胃管术
操作视频

3. 为进一步评估患者目前病情及内环境状态，需完善哪些检查？需完善的操作有哪些？

参考：需完善动脉血气分析，完善的操作有胸部 CT 扫描、痰培养、血液炎症指标检测。

4. 为避免再次出现误吸，应建议患者尽快完善哪项操作？

参考：留置胃管术。

进阶案例 10
静脉套扎治疗食管静脉曲张 +
穿脱隔离衣 + 戴口罩

案例： 患者男性，65 岁，既往有"乙肝后肝硬化失代偿期"病史 6 年，此次因"呕血 2 小时"由急诊收住入院。入院前进行腹部 CT 提示"肝硬化，腹水"，考虑患者"食管胃底静脉曲张破裂出血"，为迅速控制出血，为后续治疗提供机会，拟对患者行三腔双囊管压迫止血术（置管过程见"基础篇"）。操作后患者未再呕血，血压恢复至 93/60 mmHg，心率下降至 94 次 / 分。24 小时尿量 1 500 ml。患者神志清醒，未再有呕血现象。2 天后拔出三腔双囊管，患者再次呕吐血块，心率增快，血压下降。

1. 首先应予哪些抢救性治疗和操作？

参考： 应予生命体征测量；开通静脉通路，积极扩容；注意呼吸道防护，防止窒息。完善血常规、纤溶功能、肾功能、电解质、血气分析等检查。

2. 经上述扩容治疗后，患者血压恢复至 90/60 mmHg，心率下降至 90 次 / 分。此时需要如何处理？

参考： 患者现生命体征稳定，但有可能再次呕血危及生命，可考虑急诊胃镜下静脉套扎止血（图 9）。因患者处于乙肝后肝硬化失代偿期，操作时应注意体液血液隔离，应戴口罩、穿隔离衣操作。

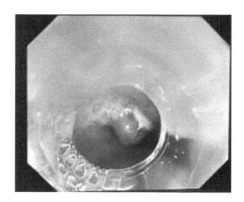

图 9　食管静脉套扎

3. 行胃镜下静脉套扎后，患者觉胸骨后疼痛，如何处理？

参考：首先排除食管穿孔。若疼痛较剧烈可给予止痛治疗，嘱进食温软食物，避免摄入过冷、过热或粗糙食物。一般 4 ～ 7 天可缓解。

三腔双囊管
操作视频

戴口罩
操作视频

穿脱隔离衣
操作视频

进阶案例 11

生命体征测量 + 心电图 + 静脉采血 + 静脉输液 + 电复律 + 无创呼吸机 + 动脉采血 + 吸氧

案例： 患者男性，42 岁，因"突发胸痛伴大汗 3 小时"就诊。患者 3 小时前情绪激动后出现胸痛，位于心前区，开始呈隐痛，随后症状加重，伴左腋下疼痛和颈部堵塞感，舌下含服"硝酸甘油 1 片"无缓解，同时伴大汗。患者既往有高脂血症病史，未服用药物治疗。吸烟史 20 年。否认糖尿病和高血压病史。

1. 首先应做哪些体格检查和操作？

参考： 生命体征测量，包括四肢血压测量；静脉采血；开通静脉通路；完善血常规、心肌损伤标志物、纤溶功能、肾功能、电解质、血气分析等检查；10 分钟内完成床边心电图检查。

2. 心电图结果如图 10 所示。如何诊断？

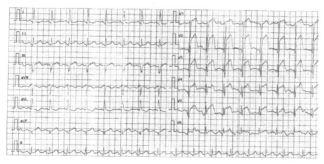

图 10　患者心电图

参考：心电图诊断为急性广泛前壁心肌梗死。

3．立即经"绿色通道"启用心导管室，急诊完成冠脉血运重建。患者胸痛症状明显缓解，术后转入心血管监护病房。第3天，患者出现心悸、胸闷、气喘，不能平卧，双肺闻及中等量湿啰音，心率约140次/min，律不齐，第一心音强弱不等，各瓣膜区未闻及明显杂音，心电图监护示：血压90/60 mmHg，氧饱和度80％。复查心电图如图11所示。此时该患者出现了什么病情变化？该如何处理？

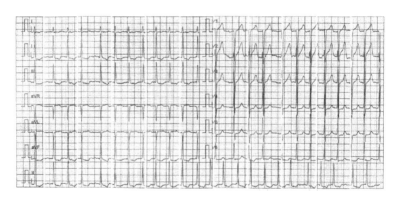

图 11 复查患者心电图

生命体征测量
操作视频

心电图
操作视频

静脉采血
操作视频

参考：病情变化为心房颤动伴快速心室率、急性左心衰竭、心源性休克。

处理措施：予吸氧，动脉采血复查血气分析，无创呼吸机辅助通气，利尿，静脉泵入升压药物，电复律。

静脉输液
操作视频

电复律
操作视频

无创呼吸机
操作视频

动脉采血
操作视频

吸氧
操作视频

案例：患者男性，35 岁，因"腹胀乏力 2 个月"入院。患者 2 个月前自觉乏力腹胀，未引起重视，症状逐渐加重，伴纳差，夜间盗汗明显，无畏寒、发热，无腹痛、腹泻，1 天前在外院就诊，查血常规：白细胞计数 68×10^9/L，血红蛋白 74 g/L，血小板计数 523×10^9/L，为进一步诊治收入院。

体格检查：体温 37.5℃，血压 130/87 mmHg。神志清醒，贫血貌。全身浅表淋巴结未触及肿大，全身皮肤、黏膜未见出血点及淤斑。胸骨无压痛，双肺呼吸音清晰，未闻及干湿啰音。心率 92 次 /min，律齐，各瓣膜听诊区未闻及杂音。腹部稍隆起，腹软，无压痛，肝肋下未触及，脾肋下 5 指可及，质中，无压痛，移动性浊音（ - ）。双下肢无水肿。

1. 根据患者病史和血常规，考虑什么疾病可能性大？需进一步做哪些检查和处理？

参考：根据患者病情，初步诊断考虑：（1）白血病；（2）骨髓纤维化。

处理考虑：行骨髓穿刺、骨髓活检、基因检测、染色体和 FISH 检测，完善腹部 CT，了解是否存在脾梗死和出血。

2. 患者行骨髓穿刺时，多次多部位穿刺均"干抽"，下一步怎么明确诊断？

参考：行骨髓活检检查，骨髓病理可提供病理诊断，同时行外周血涂片检查，若外周血可见异常细胞，可用外周血行免疫分型检查以明确诊断。

3. 患者行骨穿时，由于用力不均，骨穿针柄与针断开，骨穿针固定在髂骨上拔不出来，该怎么处理？

参考：立即停止穿刺，安抚患者情绪，观察出血情况。若无明显出血，穿刺针突出于皮肤表面，立即联系手术室，借大小合适的消毒咬骨钳，咬住突出的骨穿针，左右旋转，缓慢拔出；若骨穿针未突出于皮肤表面，或针芯内出血较多，立即开放静脉通道给予输液、心电监护，申请红细胞悬液和血浆，维持好患者生命体征，联系手术室和骨科，行骨科手术取出穿刺针。

骨髓穿刺
操作视频

进阶案例 13
无创呼吸机 + 动脉采血 + 胸腔穿刺

案例： 患者男性，79 岁，因"咳嗽伴气喘 10 年，加重 1 周伴嗜睡 2 天"急诊收住入院。

体格检查： 嗜睡，精神萎靡，桶状胸。双肺叩诊呈过清音，双肺听诊呼吸音粗，两肺可闻及少许哮鸣音。心律齐，各瓣膜听诊区未闻及明显病理性杂音。腹平软，无压痛、反跳痛。双下肢无水肿。入院后查血气分析示：pH 7.309，PCO_2 88.9 mmHg，PO_2 62.9 mmHg，SO_2 86.7%，氧合指数 217 mmHg。胸部 CT 示：两肺少许渗出，两肺气肿；右肺见肺大疱，直径约 2 cm。

1. 现为改善氧合及患者症状，请选取合适的操作。

参考： 无创呼吸机辅助通气。

无创呼吸机
操作视频

动脉采血
操作视频

胸腔穿刺
操作视频

2. 患者经治疗 3 日后，晚 20:00 无创呼吸机使用中，突发胸闷气喘加重，呼吸困难，大汗淋漓，不能平卧。听诊：右肺叩诊鼓音，右肺呼吸音低，两肺未及干湿性啰音。考虑患者可能的诊断是什么？应如何处理？

参考：患者可能诊断为右肺气胸。需急拍床旁胸片，行心电监测 + 指脉氧监测，同时完善心肌酶谱、N 末端 B 型脑钠肽前体（NT-proBNP）、急诊检查纤溶功能、血气分析。考虑气胸，给予胸腔穿刺，必要时持续负压引流。

案例： 患者女性，80 岁，因"发现血糖升高 30 年，恶心呕吐 2 天"入院。患者 30 年前发现血糖升高，于外院诊断为"2 型糖尿病"，持续行"门冬胰岛素早餐前 10 IU、午餐前 10 IU、晚餐前 10 IU+ 甘精胰岛素睡前 30 IU 皮下注射"控制血糖，自述血糖控制可。既往有"自身免疫性肝炎后肝硬化、肝硬化伴食管胃底静脉曲张"病史 10 余年，未予特殊处理。

体格检查： 神志清醒，精神萎靡，掌心可见蜘蛛痣。右下肺闻及明显啰音。心率 92 次 /min，律齐，未闻及明显杂音。腹部膨隆，腹部皮肤可见静脉显露，触诊尚软，无明显压痛、反跳痛及肌紧张，肝肋缘下未触及，脾未触及，全腹部叩诊呈浊音，液波震颤阳性，移动性浊音阳性，肠鸣音减弱，约 2 次 /min。双下肢重度对称性凹陷性水肿。

实验室检查： 生化 + 电解质示：钙 2.10 mmol/L ↓；总蛋白 51.6 g/L ↓；白蛋白 26.3 g/L ↓；白球比 1.04 ↓；前白蛋白 94.8 mg/L ↓；ALT179 U/L ↑；AST118 U/L ↑；葡萄糖 16.64 mmol/L ↑。纤溶功能示：凝血酶原时间 14.2 s，凝血酶原活动度 35%。

影像学检查： 腹部 CT 片如图 12 所示。

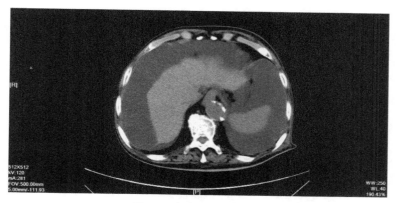

图 12　患者腹部 CT 影像

1. 该患者主要存在什么问题？

参考：2 型糖尿病，自身免疫性肝炎，肝硬化失代偿期，腹水。

2. 下一步需进行什么治疗？

参考：腹腔穿刺引流，皮下注射速效胰岛素。

3. 在一次性引流腹水 4 000 ml 以后，患者突然出现胡言乱语、意识不清、扑翼样震颤等症状，可能出现的并发症是什么？应该如何处理？

参考：可能出现肝性脑病。

处理原则：停止腹腔穿刺操作。予心电监护，急抽血检查电解质、血氨水平，检查并纠正电解质失衡。予醋酸灌肠、鸟氨酸降低血氨、抗生素静脉滴注等。

4. 该患者后陷入昏迷状态，无法自解小便，查体膀胱叩诊呈浊音，该如何处理？

参考：导尿。

腹腔穿刺
操作视频

皮下注射
操作视频

女性导尿
操作视频